Karima BENABDELLAH
Chabha MEGHNI
Fatma KESSAL

Dissertação final

AF534656

Karima BENABDELLAH
Chabha MEGHNI
Fatma KESSAL

Dissertação final

Estudo da quantificação do transcrito molecular BCR/Abl no diagnóstico e no seguimento de doentes com LMC

ScienciaScripts

Imprint
Any brand names and product names mentioned in this book are subject to trademark, brand or patent protection and are trademarks or registered trademarks of their respective holders. The use of brand names, product names, common names, trade names, product descriptions etc. even without a particular marking in this work is in no way to be construed to mean that such names may be regarded as unrestricted in respect of trademark and brand protection legislation and could thus be used by anyone.

Cover image: www.ingimage.com

This book is a translation from the original published under ISBN 978-620-6-69803-6.

Publisher:
Sciencia Scripts
is a trademark of
Dodo Books Indian Ocean Ltd. and OmniScriptum S.R.L publishing group

120 High Road, East Finchley, London, N2 9ED, United Kingdom
Str. Armeneasca 28/1, office 1, Chisinau MD-2012, Republic of Moldova, Europe
Printed at: see last page
ISBN: 978-620-7-63617-4

Copyright © Karima BENABDELLAH, Chabha MEGHNI, Fatma KESSAL
Copyright © 2024 Dodo Books Indian Ocean Ltd. and OmniScriptum S.R.L publishing group

Conteúdo

Introdução geral

A leucëmia mieloide crónica (LMC) é uma hëmopatia maligna pertencente ao grupo das síndromes mieloproliativas (SPM) [1]. Caracteriza-se pela presença de uma anomalia cromossómica que afecta as células hematopoiéticas, esta anomalia é devida a uma translocação recíproca equilibrada t (9; 22) (q34; q11) que leva à formação do cromossoma Filadélfia (Ph1).

Para este fim, esta translocação resulta num gene de fusão específico chamado BCR-Abl. A proteína de fusão BCR-Abl tem uma elevada atividade enzimática de tirosina quinase.

A monitorização molecular dos níveis de transcrição de bcr-abl por PCR quantitativo é cada vez mais utilizada para avaliar a resposta do doente à terapêutica. Isto tornou-se importante para a administração de imatinib quando a doença residual se situa abaixo do limiar de deteção da citogenética convencional.

Esta abordagem permite introduzir o conceito de remissão molecular importante ou completa (MMR ou CMR), que é muito mais sensível do que a resposta citogénica. Permite a monitorização molecular da doença sob tratamento com inibidores da tirosina quinase (TKI) e, consequentemente, o ajuste ou a substituição dos TKIs em caso de ineficácia afirmada pela monitorização dos transcritos BCR/Abl.

Foram efectuados estudos sobre o impacto da quantificação dos transcritos moleculares BCR/ABL no diagnóstico e no seguimento de doentes com LMC, como os estudos sul-africano [2] e nigeriano [3], que demonstraram uma MMR de 50% em doentes seguidos durante 24 meses ou mais.

Na Argélia, os meios de diagnóstico (citogenética convencional) e de controlo molecular (RT-PCR) são ainda insuficientes ou mesmo inexistentes. Consequentemente, são encontradas diariamente numerosas dificuldades no tratamento rápido e eficaz dos doentes.

Por último, devido à falta de dados à escala nacional, considerámos útil realizar um estudo retrospetivo em 30 doentes com LMC tratados com TKIs e que tinham beneficiado da monitorização do transcrito BCR/Abl, para determinar se existia uma relação entre a quantificação do transcrito molecular BCR/Abl e a resposta terapêutica.

Parte I

Sumário bibliografia

Capítulo I: Apresentação da Leucemia mieloide crónica.

1. História

1840: As primeiras descrições de casos de leucemia mieloide crónica (LMC), primeiro por A. Donne, depois por J.H. Benett e R. Virchow. Estudando doentes com dëcëdës, notaram uma ligação entre os sinais clínicos, esplenomegalia e hepatomegalia, e o sangue, que descreveram como "supurante" ou mesmo "sangue branco". [4]

1846: O primeiro caso de diagnóstico num doente vivo é escrito por Fuller, e o termo "leucocitemia" é proposto em 1848.

Em 1870, Neumann afirmava que as células responsáveis por esta patologia tinham origem na medula óssea. [5]

1951: o conceito de síndrome myëloprolifërative (MPS) foi desenvolvido pela primeira vez por W. Dameshek.

Em 1960, a descoberta do primeiro marcador cromossómico correlacionado com uma patologia ^oplástica, por Nowell e Hungerford, designou o "cromossoma Filadélfia" em rëfërence à sua descoberta**.** [6]

Em 1973, J. Rowley descobriu a translocação recíproca e a ëquilibrëe entre o braço longo do cromossoma 9 e o braço longo do cromossoma 22, a t (9; 22) (q34; q11). Esta translocação corresponde ao cromossoma Filadélfia**.** [7]

1985: identificação do gene de fusão BCR-ABL1 e da protëina de fusão p210 BCR- ABL1 (implicada na fisiopatologia da LMC). [8]

Em 1998, foi comercializado um fármaco anti-tirosina quinase [imatinib (Glivec)], que actua precipitadamente sobre a protëina **bcr-abl1**[9].

Relatamos os principais marcos na evolução do tratamento da LMC:

2006: Foi concedida autorização de introdução no mercado ao Dasatinib como tratamento de segunda linha para a LMC em fase crónica.

2007: Foi concedida uma autorização de introdução no mercado ao nilotinib como tratamento de segunda linha para a LMC em fase crónica e para a LMC iiccx'Drees (mas não para a LMC em crise blástica).

2008: a OMS atribuiu uma nova classificação à PMS com um novo nome: "myëloprolifëractive iK'opDsmes".

2010: O dasatinib e o nilotinib receberam autorização de introdução no mercado para o tratamento de primeira linha da LMC em fase crónica, na sequência da publicação de dois ensaios multicêntricos de fase III. [10]

2013 : A Comissão Europeia dëlivrë uma autorização de introdução no mercado nmirclK" para o bosutinib válida em toda a União Europeia. [11]

2. Epidemiologia da LMC

A leucemia mieloide crónica é uma doença rara, a sua incidência no mundo varia consoante o país, a incidência mais baixa é de 0,7 foundëe na Suécia e na China, a mais alta é de 1,7 foundëe na Suíça e nos Estados Unidos. [12]

Em França, foram notificados aproximadamente dez novos casos de LMC por ano ëlë por

milhão de habitantes, ou seja, 600 novos casos por ano. [13]
Ocorre em 2-5% das leucemias infantis e em 7-15% das leucemias dos adultos. A idade média aquando do diagnóstico é de 50 anos. Nos adultos, a idade média situa-se entre os 30 e os 60 anos, com um pico entre os 40 e os 50 anos.
Esta doença afecta principalmente os homens, com uma relação sexual próxima de 2: entre 1,4 e 2,2 homens são afectados por cada mulher. A taxa de mortalidade excessiva dos homens é mais elevada durante os primeiros quatro anos, após os quais a involução se torna semelhante para ambos os sexos. [14]
A taxa de sobrevivência nos países desenvolvidos é o dobro da registada nos países em desenvolvimento. Este facto pode dever-se à falta de tratamento ou à dificuldade de acesso aos cuidados de saúde nestes países.
Na Argélia, de acordo com um estudo efectuado pelo Professor Ahmed Nacer em 2010 [15]:

- A incidência está a aumentar na Argélia, de 0,19 em 1994 para 0,40 em 2004 e 0,44 em 2009.
- A taxa de incidência global para o período 1994-2009 é de 0,34/100.000.
- A taxa de incidência específica para as pessoas com mais de 14 anos em 2009 foi de 0,69
- Verificou-se uma ligeira predominância do sexo masculino, com um rácio de 1,01.
- A idade média do diagnóstico é de 43,5 anos, com um pico entre os 36 e os 45 anos, o que faz da LMC uma doença de adultos jovens.

No entanto, a falta de um registo nacional significa que a incidência desta doença só pode ser avaliada de forma aproximada.

3. Factores etiológicos :

Na grande maioria dos casos, não é encontrada qualquer etiologia.
No entanto, as pessoas cronicamente expostas ao benzeno e os doentes tratados com agentes quimioterapêuticos ou imunossupressores parecem estar em risco de desenvolver LMC. [16]
A exposição a radiações ionizantes poderia também desempenhar um papel favorável. Esta hipótese, sugerida pelo aumento da incidência de LMC nos sobreviventes da bomba atómica de Hiroshima, é apoiada in vitro pelo aumento da frequência de deteção do rearranjo BCR-Abl após a irradiação de linhas celulares inicialmente BCR-ABL-negativas. [17]

4. Fisiopatologia da LMC

A LMC é um cancro das células estaminais hematopoiéticas. A fase crónica inicial manifesta-se por uma produção excessiva de mieloides na medula óssea, envolvendo principalmente a linha granulocítica. Nesta fase, não existe hiato leucémico nem blastose periférica significativa.
A descoberta do cromossoma Filadélfia, observável em citogenética, demonstrou pela primeira vez que uma anomalia cromossómica podia estar associada a uma doença cancerígena, neste caso a leucemia. O cromossoma Filadélfia é a expressão do gene quimérico *BCR/Abl* que codifica uma proteína oncogénica com o mesmo nome. Trata-se de uma translocação recíproca adquirida entre o cromossoma 9 e o cromossoma 22. A formulação desta translocação é a seguinte: t (9;22) (q34;q31). [18]

4. 1 Patogénese

O objetivo desta translocação é encurtar o braço longo de um dos dois cromossomas 22, conhecido em citogenética como o "cromossoma Filadélfia". A proteína de fusão resultante desta translocação leva à transformação leucémica **(Fig. 1).** A proteína BCR/Abl ativa várias vias de sinalização celular.

As consequências hematológicas são múltiplas: aumento da proliferação celular, alterações das propriedades de adesão celular, inibição da apoptose, degradação das proteínas reguladoras, alteração da reparação do ADN.

A proteína BCR/ABL tem uma elevada atividade enzimática de tirosina quinase.

O domínio SH1 que exerce esta atividade depende da energia fornecida por 1 ATP.

O controlo da fosforilação é crucial para a homeostase celular. Uma atividade anormal da tirosina quinase terá consequências desastrosas.

A proteína de fusão BCR/Abl existe em duas conformações, inativa e ativa.

Na conformação ativa, a ansa de ativação abre-se após a ligação do ATP e forma um suporte para o substrato, que pode então ser fosforilado.

Este aspeto preciso está na base da investigação farmacológica que conduziu ao desenvolvimento de inibidores específicos da atividade da tirosina quinase.

Os efeitos destes fármacos como concorrentes do ATP bloqueiam o local de ligação do ATP, mantendo a proteína BCR/Abl numa conformação inativa sem atividade de fosforilação **(Fig. 2).** [18]

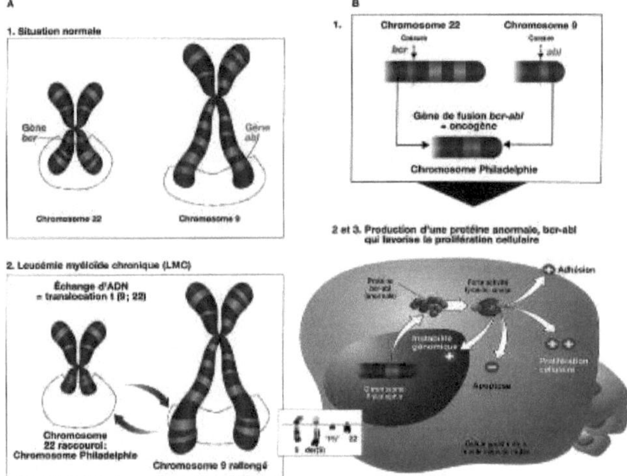

Figura 1: Patogénese da leucemia mieloide crónica. **a:** LMC: uma troca de ADN entre dois cromossomas nas células estaminais da medula óssea; **b**: aparecimento do gene de fusão anormal[18].

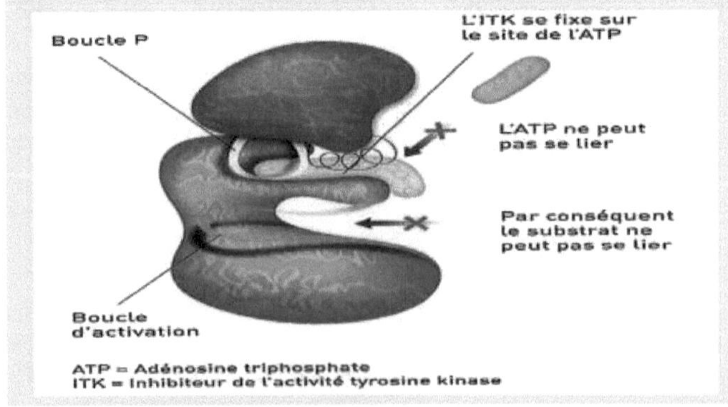

Figura 2: Modo de ação dos inibidores da tirosina quinase (TKI)[18].

4.2 Genes envolvidos na translocação e suas consequências celulares

4.2.1 O gene *ABL* e a sua proteína

O oncogene Abelson (*c-ABL*) está localizado no cromossoma 9, na posição 9q34[19]. [19] Existem duas variantes possíveis para o primeiro exão, 1a e 1b, e os RNAs mensageiros produzidos medem 6 e 7 kb, respetivamente. Duas variëtës de protëinas de aproximadamente 145 kDa são sintetizadas dependendo do primeiro exão, 1a ou 1b[20]. [20] A protina que contém o exão 1b é "miristoilada" (ou seja, modificada por um grupo lipídico de ácido gordo saturado num resíduo de glicina), o que resulta na sua localização na membrana plasmática. A ausência deste resíduo de glicina na forma 1a (a maioria) resulta numa localização predominantemente nuclear. No compartimento nuclear, a Abl actua como um regulador negativo do ciclo celular. Durante a fase G0, a Abl liga-se ao ADN e forma um complexo com proteínas inibidoras do ciclo, como a pRb (proteína do retinoblastoma). Durante a transição G1/S, a protëina pRb é fosforilada e dissocia-se de Abl, permitindo a sua ativação. Quando localizada no citoplasma, a proteína Abl desempenha um papel no crescimento e proliferação celular, participando na transdução de sinais iniciada por determinados receptores de factores de crescimento.

4. 2. 2 O gene *BCR* e a sua proteína

O gene *BCR,* localizado no braço longo do cromossoma 22, foi descoberto através da clonagem da chamada região *de cluster do ponto de rutura principal* (M-BCR). Estende-se por 135 kb, compreende 23 exões e permite a transcrição de dois tipos de ARN mensageiro com pesos moleculares de 4,5 e 6,7 kb, respetivamente, que codificam uma proteína de 160 kDa com expressão ubíqua. [21]

4 .2. 3. Gene BCR-ABL e proteína de fusão

Os rearranjos mais comuns encontrados na LMC são os produtos de fusão do gene *ABL* quebrado entre os exões 1 e 2 e do gene *BCR* quebrado numa região onde os pontos de quebra são variáveis, conhecida como M-BCR (Major BCR).

Existem outras variantes da translocação t (9;22), a maioria das quais é responsável por diferentes fenótipos leucémicos. É de referir a fusão e1a2, resultante de uma quebra no m-BCR (*minor* BCR), ou seja, entre os exões 1 e 2 do *BCR.* Produz uma proteína quimérica de 190 kDa cuja atividade de tirosina quinase é mais intensa do que a da proteína de 210 kDa. Esta variante molecular encontra-se principalmente na leucemia linfoblástica positiva para o cromossoma Filadélfia. Uma outra variante, que inclui um gene *BCR* interrompido no l-BCR (*micro-BCR*), entre os exões 19 e 20, permite a síntese de uma proteína quimérica de 230 kDa. Pensa-se que esta última forma molecular corresponda a hemopatias lentamente progressivas marcadas por uma hiperleucocitose neutrofílica moderada, com ou sem trombocitose. [22] **(Fig. 3).**

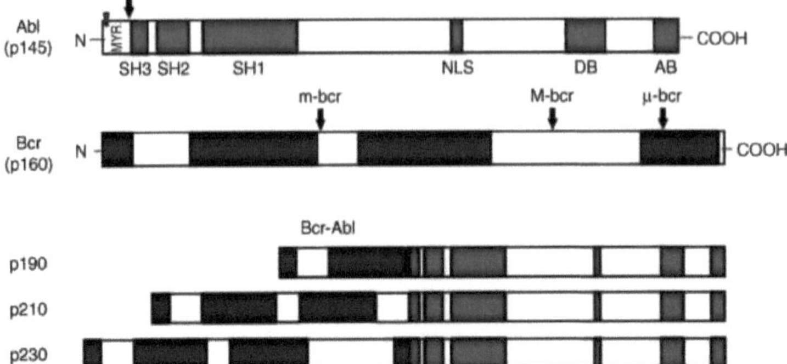

Figura 3. Variantes da proteína Bcr-Abl em função dos pontos de rutura. Diferentes pontos de rutura no gene *BCR* conduzem à síntese de três variantes proteicas diferentes[13].

A proteína tirosina quinase Abl fisiológica é tiutoregulada fisicamente, ou seja, por modificação conformacional. A fusão com o BCR modifica esta auto-inibição e ativa permanentemente a quinase.

4. 2.4 Vias de sinalização intracelular que conduzem à leucemogénese

A fosforilação de um número muito elevado de substratos é responsável pelas propriedades da célula leucémica, que a distinguem de uma célula normal. De facto, a auto-ativação e a perda de regulação da atividade da tirosina quinase conduzem à ativação e ao recrutamento, direto ou indireto, de vias de sinalização envolvidas nos processos de proliferação, apoptose, difusërenciação e adesão celular. (**Apêndice I)**

Mecanismos de ação da proteína de fusão :

A proteína Bcr-Abl induz a fosforilação de um grande número de substratos, que são responsáveis pelas propriedades da célula leucémica **(Anexo I).**

Esta fosforilação excessiva ativa diferentes vias de sinalização celular. Este facto terá múltiplas consequências a nível hematológico:

- Alteração das propriedades de adesão das células tumorais imaturas ao estroma medular e à matriz extracelular.
- Ativação dos sinais mitóticos por indução de um sinal proliferativo e anti-apoptótico. - Inibição da apoptose.
- Degradação de proteínas pelo proteasoma. Estas proteínas incluem as envolvidas na reparação do ADN, o que poderia explicar em parte a instabilidade genética das células leucémicas BCR-Abl positivas.
- Instabilidade genómica ou genética e aparecimento de uma atividade mutacional muito intensa. [18,23, 24 ,]

Um estudo das vias intracelulares responsáveis pela auto-renovação celular mostrou que os progenitores de doentes em fase blástica podiam auto-renovar-se, uma propriedade que diz respeito exclusivamente às células estaminais. [25]

Capítulo II: Diagnóstico positivo de LMC

1. Apresentação clínica

A história natural da LMC compreende três fases evolutivas: *uma primeira fase conhecida como "crónica"*, pauci sintomática, seguida de uma *segunda fase,* caractërisëe por uma *aceleração da* doença e, finalmente, uma *terceira fase,* appe1ëe "*transformação aguda*", que toma a aparência de uma leucëmia secundária ;iiguc', resistente ou refractária ao tratamento, levando à dëcës do doente.

1.1. Estudo clínico da doença na fase crónica:

1.1.1. Circunstâncias da descoberta:

O desenvolvimento lento e insidioso explica por que razão a LMC é descoberta fortuitamente na presença de splënomëgalia ou de perturbações do riiemograma. [26]

Mais raramente, a doença pode ser descoberta por ocasião de uma complicação inaugural, como trombose venosa, ataque de gota, enfarte esplénico, distúrbios visuais ou insuficiência respiratória devido a leucostase. [27,28, 29]

1.1.2. Exame clínico :

Muitos doentes são assintomáticos ou apenas ligeiramente sintomáticos nesta fase. № No entanto, podem ser encontradas três síndromes principais:

- Uma alteração do estado geral, Hëc um hiper metabolismo, associando astlK'nie, emaciação, e mais raramente, fëbricule e sudação.
- Uma síndrome tumoral, em grande parte caractërisë por uma splënomëgalie.
- Os sinais de leucostase, em particular o priapismo, são atualmente bastante excepcionais. [30]

Os principais sintomas encontrados são : [30,31, 32]

Sinais gerais :

- AstlK'nie : a 83
- Perda de peso: um 61
- Febre: a 11

Sinais associados à esplenomegalia :

- Splënomëgalie : 50% a 70
- Hëpatomëgalia: 48%.
- Dor abdominal: um 33

2. Diagnóstico biológico :

2.1. Contagem sanguínea

I. O hemograma é o exame principal, pois só ele pode sugerir o diagnóstico de LMC.

A hiperleucocitose, a anemia e a trombocitose são as anomalias sanguíneas mais frequentemente encontradas.

A hiperleucocitose é marcada, variando de 20.109 a 500.109 leucócitos/L. ^{99}A leucocitose média é de 120.10 leucócitos/L (N: 4-10 G/L ou 4-10.10 leucócitos/L), predominando os neutrófilos

(30% a 40%), com uma eosinofilia mais discreta (5% a 10%) e uma basofilia mais marcada (3% a 10%)['28].

A mielogénese (ou seja, a passagem das células mielóides em todas as fases de diferenciação para o sangue) é constante e harmoniosa, sem hiatos de diferenciação, sendo constituída por metamielócitos, mielócitos e alguns promielócitos e, mais raramente, por mieloblastos. [30]

A anemia (normocítica e normocrómica) é pouco frequente e moderada.

A trombocitose é comum, excedendo frequentemente 500.000/mm3.

Por vezes muito elevada, raramente é responsável por eventos trombóticos devido a trombopatia associada. [30]

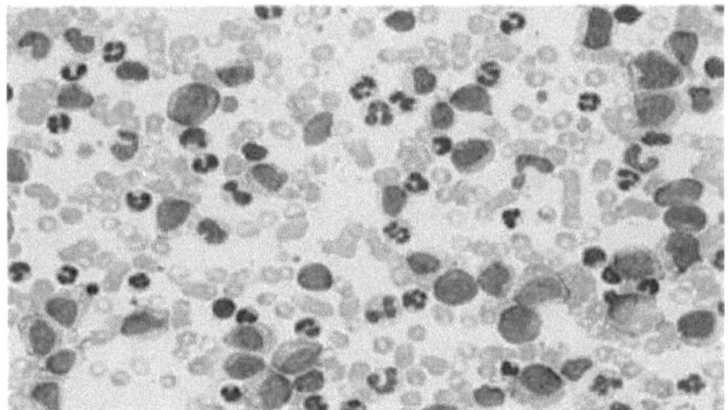

Figura 4: Esfregaço de sangue: LMC em fase crónica: hiperleucocitose (100 Giga/l): polinucleose de neutrófilos e mielmania. [26]

No entanto, os testes de diagnóstico não podem limitar-se a análises sanguíneas: uma amostra de medula óssea é essencial, em primeiro lugar, para confirmar se a LMC é crónica ou não, com base nos critérios de infiltração de blastos na medula óssea, e, em segundo lugar, para realizar testes citogenéticos.

2.2. Mielograma :

Confirma a síndrome mioproliferativa ao mostrar uma medula extremamente rica, essencialmente constituída por células granulares que são mielócitos, metamielócitos e células polinucleares, com todas as fases de maturação representadas (ausência de hiato de maturação), e uma blastose medular inferior a 10% na fase crónica.

Tal como no sangue, pode ser encontrada basofilia e até eosinofilia. Os megacariócitos estão frequentemente aumentados em número e são pequenos em tamanho. A percentagem de eritroblastos e linfócitos é muito baixa.

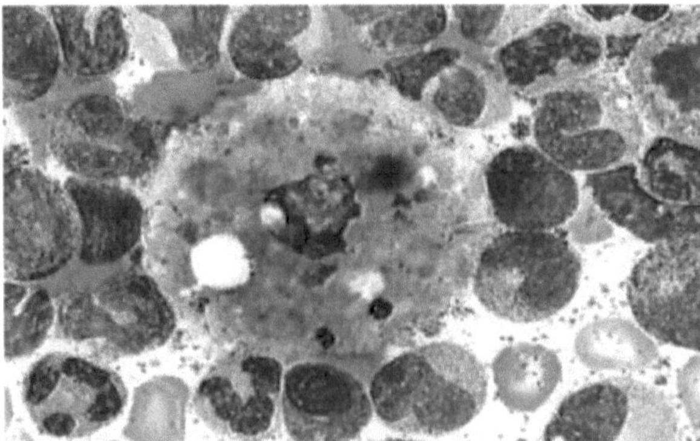

Figura 5. Mielograma de um doente com LMC em fase crónica: histiócito azul-marinho. [26]

Por vezes, observam-se células histiocíticas em sobrecarga, resultantes de uma acumulação de glicolípidos por destruição excessiva de leucócitos. Embora o mielograma não seja útil para o diagnóstico da LMC, pode ser utilizado para confirmar o estádio da doença e para efetuar o cariótipo inicial. [26, 30,33]

2.3. Biópsia óssea:

Não é necessário para o diagnóstico da LMC. O aparecimento de fibrose é um dos sinais de aceleração da doença. [30]

2.4. Testes citogenéticos :

2.4.1. Citogenética convencional: o cariótipo

É um teste essencial para o diagnóstico da LMC e é efectuado numa amostra de medula óssea ou numa amostra de sangue se a mielemia for significativa. [34]

O cariótipo revela o cromossoma **Ph em 95%** dos casos e detecta anomalias cariotípicas adicionais ao cromossoma Ph que podem estar presentes no momento do diagnóstico ou surgir durante a progressão da doença e que parecem ter um impacto no resultado do doente e na qualidade da resposta ao tratamento. [35]

Pode também ser utilizado para avaliar a resposta citogenética através da determinação da percentagem de células Ph1+ residuais. [30 ,36]

Em 5% dos casos, o gene de fusão BCR-Abl resulta de: uma translocação variante complexa, envolvendo um 3ëтe ou mesmo vários cromossomas, ou uma inserção críptica de material cromossómico, não detetável por técnicas citogenéticas convencionais.

Neste caso, diz-se que a LMC é ***Ph negativa***, BCR-Abl positiva, e apenas as técnicas de ***hibridação in situ por fluorescência (FISH) e de biologia molecular (RT-PCR)*** permitirão a deteção do gene híbrido e do transcrito (ARN) BCR-ABL, respetivamente. [37]

2.4.2. Citogenética molecular: FISH

O FISH é um teste direcionado que não visualiza todo o genoma; realça o sinal de fusão **BCR-Abl** nos núcleos (FISH interfásico) e nas mitoses (FISH metafásico), particularmente no caso de ***negatividade de Ph1*** (Ph1 mascarado). Revela anomalias crípticas (inserções, microdeleções do braço longo do ddrivd 9).

Pensa-se que seja mais sensível do que o cariótipo convencional para monitorizar a resposta terapêutica (melhor definição de resposta citogenética completa) e que se correlacione melhor com a resposta molecular. No entanto, não revela anomalias citogenéticas adicionais. [30,37]

A FISH não é sistematicamente recomendada para diagnosticar a LMC ou para avaliar a sua resposta citogenética ao tratamento, mas continua a ser essencial no caso de LMC ***Ph-negativa, BCR-Abl positiva*** (5% dos casos) em que a cariotipagem convencional não revela o cromossoma Ph. Pode, por vezes, ser um complemento útil quando o número de células metafásicas (sanguíneas ou medulares) obtidas é insuficiente ou mesmo inexistente. [38,39]

2.4.3. Testes de biologia molecular :

O critério de diagnóstico fundamental é a presença do gene de fusão *BCR-Abl*, detectado por biologia molecular.

> ***Reação em cadeia da polimerase com transcriptase reversa*** **(RT-PCR):**

Detecta o transcrito de fusão Bcr-Abl em células medulares ou, mais facilmente, a partir de uma amostra de sangue colhida num simples tubo de contagem de ácido etileno diamino tetra-acético (EDTA), mesmo após 36 horas à temperatura ambiente.

A RT-PCR é um teste qualitativo que pode identificar o ARN (ácido ribonucleico) de fusão bcr-abl com extrema sensibilidade. Esta técnica mostra que mais de 50% dos doentes com citogenética negativa são de facto bcr/abl+. [40]

> ***PCR quantitativa em tempo real (RT-Q-PCR)* :**

Este teste é efectuado em células medulares ou sanguíneas [41], e permite detetar e quantificar o transcrito de fusão BCR-Abl, bem como revelar o subtipo molecular produzido. É uma boa ferramenta para diagnosticar e monitorizar a progressão da LMC, bem como para avaliar a resposta molecular ao tratamento]. [13,18]

A RQ-PCR baseia-se na deteção da fluorescência gerada pela amplificação: a fluorescência é proporcional à quantidade de transcritos presentes na amostra a analisar [42].

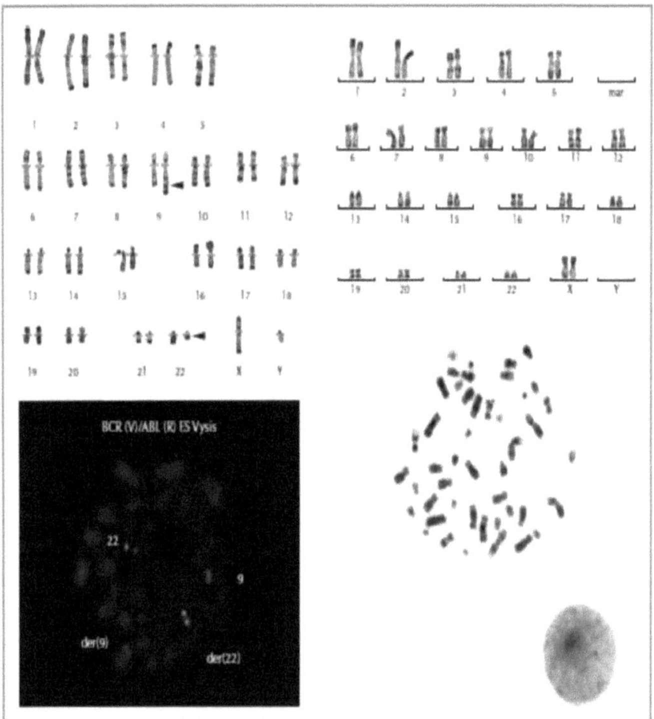

Figura 6. Cariótipo e *hibridação in situ fluorescente* (FISH) de dois doentes com LMC. À esquerda, vê-se o cromossoma Filadélfia clássico e a fusão é confirmada por FISH. À direita, o cariótipo é normal, mas a FISH mostra claramente uma fusão de *BCR* e *Abl*: trata-se de um cromossoma Filadélfia mascarado por uma translocação desequilibrada. [43]

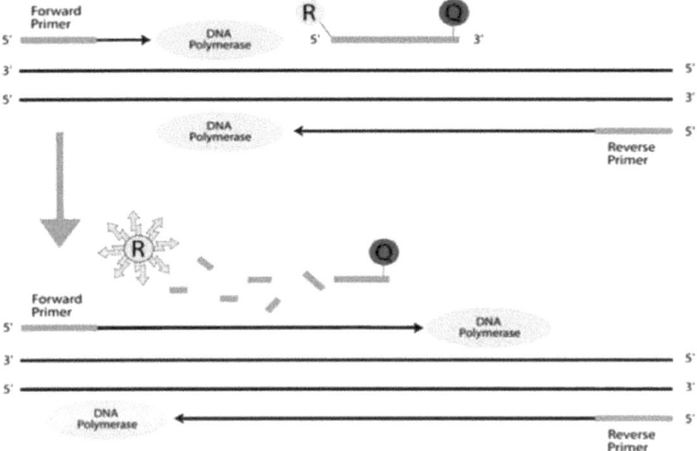

2.4.4. 7. Amplificação de BCR-ABL: R = fluorocromo ётеКеиг "reporter";
Q = fluorocromo supressor "quencher"[43].

2.5. Outros testes biológicos:

- A hiperuricx'mia e a hiperuratúria são comuns.
- Os níveis de vitamina B12 estão elevados, correlacionados com hiperleucocitose.
- A lisozima sérica e urinária pode ser ёкуё.
- Os testes funcionais das plaquetas revelaram uma trombopatia adquirida.
- As culturas de progenitores hematopoiéticos mostram um aumento de precursores pluripotentes e granulomonocíticos. Esses progënitores também são encontrados em números ёкуё no sangue. [40]

3. Diagnóstico diferencial :

3.1. A fase crónica:

Antes de a translocação t(9;22) ser demonstrada por análise citogenética (cariótipo) ou pela demonstração do transcrito de fusão BCR-Abl por biologia molecular, os diagnósticos diferenciais são os de hiperleucocitose associada a mielinemia. [44]

- **Mieloma reativo:**

São secundárias a infeção, muitas vezes grave, corticoterapia ou mëtástases medulares. Caracterizam-se pela ausência de blastos circulantes e por um baixo número de promielócitos. Por outro lado, nunca é observado um cromossoma Ph [44].

- **Outras doenças mieloproliferativas** :
- **Esplenomegalia mieloide ou mielofibrose primária :**

Desenvolve-se mais frequentemente em indivíduos com mais de 60 anos e caracteriza-se por uma iperleucocitose com mieloma e, sobretudo, por uma eritroblastose no sangue que conduz ao eritromieloma caraterístico. A medula está sujeita a diferentes graus de fibrose, o que dificulta a realização de um mielograma. O cromossoma Philadelphia nunca é encontrado na análise citogenética. [33]

- **Trombocitemia essencial :**

Caracteriza-se por uma trombocitose significativa com hiperleucocitose moderada. Trata-se de um diagnóstico de eliminação; outros síndromes mieloproliferativos devem ser excluídos pela ausência de um cromossoma Filadélfia. Sem mielofibrose (esplenomegalia mieloide primária) e sem aumento da massa sanguínea (policitemia vera). [43]

- **Doença de Vaquez ou policitemia primária :**

O diagnóstico baseia-se no aumento do volume sanguíneo total, na esplenomegalia e na hiperplasia mieloide com predomínio eritroblástico. O cariótipo revela a ausência do cromossoma Filadélfia. [43]

- **leucemia mielomonocítica crónica :**

Este é provavelmente um dos diagnósticos diferenciais mais difíceis: é uma entidade limítrofe entre a síndrome mieloproliferativa e a síndrome mielodisplásica.

Existe hiperleucocitose com mielémia, cuja caraterística é a monocitose (mais de 1000 elementos/mm3). Também estão presentes sinais citológicos de mielodisplasia. O diagnóstico de LMC pode ser excluído pela ausência do cromossoma Filadélfia e especialmente pela ausência do transcrito de fusão BCR-Abl em biologia molecular [44].

3.2. A fase aguda:

A leucemia linfoblástica aguda cromossómica é um problema de diagnóstico diferencial com a LMC aguda em fase de transformação do tipo linfoide de phënot. Embora a presença de splënomëgalia e myëlëmia associadas à basofilia apontem mais para um diagnóstico de LMC acutalizada, apenas o cariótipo realizado durante a remissão após a quimioterapia de indução permitirá tomar uma decisão, mostrando, no caso da LMC acutalizada, a persistência do cromossoma Ph em todas as metáfases analisadas [44].

4. Complicações frequentemente observadas :

4.1. Trombocitose

Acompanha qualquer síndrome mieloproliferativo e pode ser a causa de trombose venosa e hemorragia, por vezes revelando a doença.

A trombocitopenia é possível e aumenta o risco de hemorragia.

4.2. Leucostase

É devida a hiperleucocitose e pode causar insuficiência respiratória aguda. O fundo do olho pode mostrar retinite leucémica.

4.3. Hiperuricemia

Trata-se de uma consequência da hiperleucocitose, que se pode manifestar sob a forma de ataques de gota ou de cólicas nefríticas.

Capítulo III: Fases da progressão da LMC e pontuações prognósticas pontuações de prognóstico

1. Fases evolutivas da LMC

A leucemia mieloide crónica evolui em três fases: a fase crónica, a fase de aceleração e a fase de transformação em leucemia aguda.

1.1. A fase crónica

Esta fase premiëre é de início progressivo e dura em média 4 a 5 anos. Os sinais clínicos são frequentemente insidiosos e muitos doentes são assintomáticos no momento do diagnóstico, suspeitando-se de um hëmograma rеяНзё sistémico (40% dos casos). No entanto, podem ser encontradas três síndromes principais:

• uma alteração do estado geral de saúde, ligada ao hipermetabolismo, associando astenia, perda de peso e, mais raramente, um fëbricule e sudorese;

• uma síndrome tumoral, caracterizada principalmente por esplenomegalia (50%), por vezes responsável por sintomas digestivos;

• os sinais de leucostase, em particular o priapismo, são agora bastante excepcionais.

1.2. Fase acelerada :

Corresponde à transição entre a fase crónica e a fase blástica. Tem uma duração média de 12 a 18 meses. No entanto, pode ser praticamente inexistente, caso em que a fase de explosão é "explosiva" (cerca de 20% dos casos). A Organização Mundial de Saúde (OMS) definiu os crores clínicos e biológicos de aceleração, que precedem de forma estreita a fase blástica refractária a qualquer tratamento (**Quadro I**). [45]

Tabela I: Critérios clínico-biológicos para aceleração de acordo com o Registo Internacional de Transplante de Medula Óssea (IBMTR).

• Leucocitose difícil de controlar com o tratamento convencional: hidroxiureia ou busulfan
• Rápida duplicação da contagem de leucócitos (5 dias)
• Presença de mais de 10% de blastos no sangue ou na medula óssea
• Presença de mais de 20% de blastos + sangue ou promielócitos medulares
• Presença de mais de 20% de células sanguíneas basófilas ou eosinofílicas
• Anemia ou trombocitopenia não causada pelo tratamento
• Trombocitose persistente
• Anomalias citogenéticas adicionais
• Aumento súbito da esplenomegalia
• Desenvolvimento de mielofibrose ou cloroma
• Doente em fase crónica mas que teve uma crise blástica

Tableau II. Definição da OMS de progressão da doença [46].

Características	OMS
Blastos sanguíneos ou medulares (%)	10-19
Basofilia sanguínea (%)	>20
^{9}Paquetes(*10 /L)	<100 (trombocitose não relacionada com o tratamento) Ou > 1000 (trombocitose persistente, não sensível ao tratamento)
Citogenética	Evolução clonal
Outros	Esplenomegalia e número de leucócitos não sensíveis ao tratamento

2.3. Fase aguda ou crise blástica :

Ocorre com uma idade média de 4 anos e é definida pela presença de mais de 20% de blastos medulares ou mais de 30% de blastos sanguíneos ou medulares e promielócitos.

É acompanhada em дёпёral por um aumento dos sinais clínicos de aceleração (alteração do estado geral, esplenomegalia, anemia, trombopénia, fibrose medular) e por vezes pela sua própria sintomatologia: fidvre, hdpatomdgalia, adenopatias e dores ósseas.

Como qualquer leucemia aguda, pode ser acompanhada por uma síndrome tumoral e sinais de insuficiência medular. Podem também ser observadas localizações blásticas extramedulares, incluindo envolvimento meníngeo ou cloromas dos tecidos moles. Dois terços dos casos são mieloblásticos e um terço linfoblásticos.

Tableau III. Critérios para o diagnóstico da fase blástica de acordo com a OMS [47].

Características	OMS
Blastos sanguíneos ou multirresistentes	>20 %
Proliferação de blastos	Extra-medular
Biópsia óssea	Grandes focos de explosão
Observações	70% LMA e 30% LLA

2. Escores de prognóstico :

O diagnóstico positivo é completado por uma avaliação dos critérios de gravidade, integrados em pontuações de prognóstico calculadas e válidas em coortes de doentes.

Pontuação Sokal

A mais conhecida destas, a pontuação de Sokal [48], foi estabelecida numa coorte de doentes tratados com interferão em 1984. Foi posteriormente validado para outros tratamentos.

Os seus parâmetros incluem a idade do doente, o tamanho do baço, o número de plaquetas e o número de blastos sanguíneos. Define três níveis de risco de progressão para transformação: baixo, intermédio e elevado.

Pontuação de Hasford

Em 1998, a pontuação de Hasford [49] ëlë dëveloppë de таиёге para integrar, além dos prëcëdentes, dois outros paramëtres susceptíveis, de acordo com a literatura, de ter impacto no prognóstico: estes são a percentagem de basófilos e eosinófilos na contagem sanguínea. São definidos os mesmos níveis de risco.

Pontuação EUTOS

Para simplificar, *a* pontuação EUTOS foi publicada em 2011 pelo *grupo European Leukemia Net* [50]: depende apenas da basofilia do sangue e do tamanho do baço no exame clínico.

A soma destes dois parâmetros com os coeficientes atribuídos define a probabilidade de o doente não obter uma resposta citogenética competitiva (CCyR) aos 18 meses de tratamento.

Por conseguinte, os doentes são considerados de alto risco se a sua pontuação EUTOS for superior a 87.

Por conseguinte, estas três pontuações de prognóstico foram desenvolvidas no contexto de diferentes tratamentos e a sua importância depende do tratamento instituído. No entanto, o score de Sokal continua a ser o mais utilizado na prática, apesar de ser anterior às terapêuticas actuais.

Um cálculo logarítmico baseado nestes factores de prognóstico independentes dá um valor de índice para cada doente. Ver **a Tabela IV** para pormenores sobre os crores de prognóstico das diferentes pontuações e as fórmulas para calcular os índices.

Tabela IV. Critérios de prognóstico para as diferentes pontuações e fórmulas de cálculo dos índices

Hasford	O risco	Sokal
< 780	Baixa	< 0,8
> 780 - < 1 480	Intermediário	0,8 -1,2
> 1 480	Estudante	> 1,2

Pontuação de Sokal (> 45 anos) = EXP(0,011*(idade-43,4) + 0,0345*(taxa-7,51) + 0,188*(plaquetas/700)**2-0,563) + 0,0887*(blastos-2,1)

Pontuação de Sokal (< 45 anos) = EXP(0,0255*(taxa-8,14) + 0,0324*(blastos-2,22) + 0,1025*(plaquetas/700)**2-0,627)-0,0173* (hematócrito - 34,2)-0,2682*(género-1,40)

Pontuação de Hasford = (0,6666*idade + 0,042*taxa + 0,0584*blastos + 0,0413*eosinófilos + 0,2039*basófilos + 1,0956*plaquetas)* 1 000

com: idade = 0 se < 50 anos, ou = 1 caso contrário; basófilos = 0 se < 3%. ^{9}ou = 1 caso contrário plaquetas = 0 se < 1500 x 10 /L ou = 1 caso contrário

Hasford	O risco	Sokal
< 780	Baixa	< 0,8
> 780 - < 1 480	Intermediário	0,8 -1,2
> 1 480	Estudante	> 1,2

Capítulo IV: Tratamento da LMC

A LMC é, desde há muito, uma doença sem tratamento curativo, sendo a quimioterapia apenas sintomática.

No entanto, nos anos 80, surgiram novos tratamentos, como o INF-a, que melhoraram a sobrevivência global dos doentes.

O progresso terapêutico na LMC foi dramático na última década com a introdução do mesilato de imatinib (IM) [51]. A ação específica e orientada deste agente obrigou a uma revisão completa dos princípios de monitorização e tratamento da doença em todas as fases.

Nesta secção, descrevemos os diferentes tratamentos da LMC e os níveis de resposta obtidos.

1. Quimioterapia convencional :

1.1 Busulfan

O busulfan é um agente alquilante utilizado numa dose de 0,1 mg/kg/dia. Respostas hematológicas completas foram obtidas em 23-54% dos casos, mas respostas citogenéticas importantes muito raras foram relatadas (1-2,5%) [52]. Esta terapêutica é conhecida pela sua toxicidade hematológica tardia e duradoura, afectando predominantemente os polinucleares [53]. O busulfan foi abandonado após a descoberta da hidroxiureia [54].

1.2 . Hidróxido de sódio

A hidroxiureia (Hydrea) é o tratamento menos nocivo, resultando numa remissão hematológica em cerca de 70% dos casos. A hidroxiureia é prescrita numa dose de 40 mg/kg/dia; é um inibidor da ribonucleótido redutase e reduz a síntese de ADN. A remissão hematológica completa é alcançada em 39% a 53% dos casos, com efeitos adversos menos graves do que o busulfan. [53]

Atualmente, a hidroxiureia só é útil em casos de hiperleucocitose sintomática ou de trombocitose superior a 1000 Giga/l. Está também indicada em casos de esperança de vida limitada ou de intolerância a outras terapêuticas. [30]

2. Aloenxerto de células estaminais hematopoiéticas

O transplante de aloenxerto condicionado convencional ou atenuado continua a ser o único tratamento curativo dëmontrë para a LMC [55]. No entanto, apesar dos progressos registados na redução da toxicidade e mortalidade associadas ao transplante, este continua a ser acompanhado por uma taxa de mortalidade não negligenciável, o que limita as suas indicações. É consensual que o transplante de aloenxerto de primeira linha deve ser evitado nas fases crónicas em que não foi administrado qualquer tratamento, exceto em doentes jovens com idade inferior a 20 anos e com um score de baixo risco para transplante (score de Gratwohl) [56]. Por outro lado, na fase avançada, o transplante alogénico continua a ser adequado em casos de não resposta ou de não resposta aos inibidores da tirosina quinase, ou em casos de mutação BCR-ABL T315I em particular. [57]

3. Interferão alfa :

Este tem sido o tratamento padrão desde 1980.

O INF-a é uma citocina com ação antiproliferativa em células normais e tumorais. O INF-a <<interfere" com o sistema imunitário, mas o seu mecanismo de ação na LMC permanece

largamente desconhecido. Produz respostas hematológicas em 50-80% dos casos [58] e também respostas citogenéticas em 20-50% dos casos. [59]

4. Inibidores da tirosina quinase :

A revolução no tratamento e no prognóstico dos doentes com LMC ocorreu em 1998 com o aparecimento do primeiro inibidor da tirosina quinase (TKI), o *mesilato de imatinib*, que obteve autorização de introdução no mercado em França em 2001.

Os TKI são antagonistas competitivos do ATP, mais ou menos específicos da tirosina quinase quimérica caraterística da LMC. Impedem a fosforilação dos seus substratos e, consequentemente, a ativação dos mecanismos de sobrevivência e expansão celular subjacentes ao processo leucémico ***(figura 8).***

4.1 Inibidores da tirosina quinase de primeira geração :

— **Mesilato de imatinib (STI571) ou GLivec® (GLivec®)**

O imatinib (Glivec®, Novartis), administrado sob a forma de mesilato de imatinib, é uma 2-fenilaminopirimidina desenvolvida por Brian Druker e os seus colegas da Ciba-Geigy, na Suíça, no início da década de 1990. [60]

Em primeiro lugar, o STI571 (*inibidor da transdução de sinal* 571), um ITK com afinidade selectiva para a quinase *BCR-Abl,* bem como para as duas variantes do recetor do fator de crescimento plaquetário dërivë PDGF-R e para o CD117 (recetor de membrana codificado pelo gene *c-KIT).*

Mecanismo de ação :

Baseia-se na neutralização da atividade da tirosina quinase da proteína BCR/ABL por inibição competitiva do ATP no seu local catalítico.

O resultado é a inibição da autofosforilação, a proliferação e a indução da apoptose.

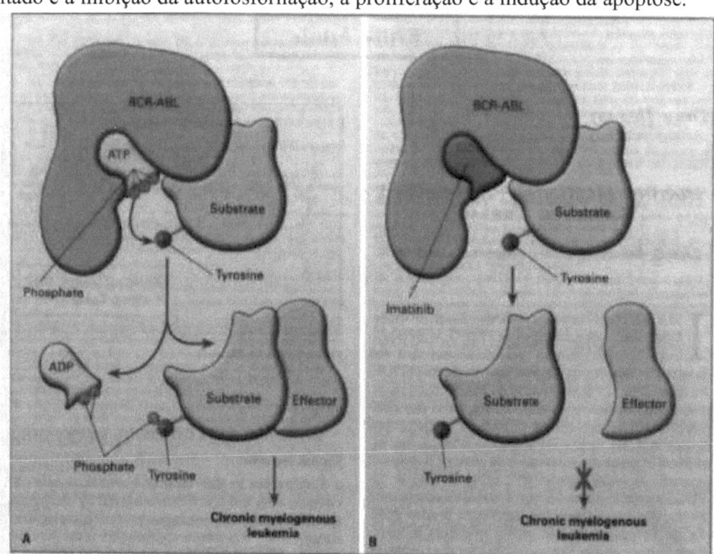

Figura 8: Mecanismos de ação do mesilato de imatinib. [61] (Ver a proteína BCR-ABL e a sua atividade de tirosina quinase).

Esquerda: oncoproteína BCR /Abl, com o local de ligação ao ATP: o substrato é fosforilado num resíduo de tirosina, permitindo-lhe ativar outras moléculas efectoras.

-Direita: o imatinib ocupa o local do ATP, inibindo a ação do ATP e, consequentemente, a fosforilação do substrato.

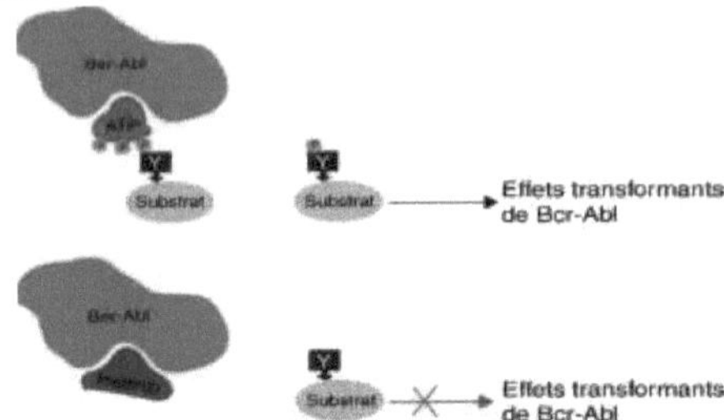

Figura 9: Mecanismo de ação do imatinib. O imatinib compete com o trifosfato de adenosina (ATP) no domínio da tirosina quinase da Abl. O bloqueio do sítio catalítico leva à inibição da fosforilação dos substratos-alvo[61].

Farmacocinética :

A sua biodisponibilidade oral é de 98%, o que permite uma absorção quase completa.

A concentração máxima é obtida em 2 a 4 horas. [62]

A sua distribuição nos tecidos é elevada e o seu metabolismo no fígado é intenso.

A sua eliminação e metabolismo são predominantemente biliares, com grande variabilidade farmacocinética entre indivíduos devido a factores multifactoriais. [63]

Dosagem :

Varia consoante a fase da doença:

— Fase crónica: 400 mg/d em dose única, logo que o diagnóstico seja certo.
— Fase de aceleração: 600 mg/d em dose única.
— Fase de explosão: 600 mg/d em dose única. [64]

Mecanismos de resistência ao imatinib :

Foram demonstrados vários mecanismos de resistência: modificação da biodisponibilidade intracelular do imatinib, sobre-expressão do gene MDR (multidrug resistance), amplificação do BCR-Abl, mutações no domínio cinase do Abl (>50 mutações diferentes), mecanismos independentes do BCR-Abl. [40]

Os critérios de resistência ao imatinib são definidos pela ausência de resposta hematológica aos 3 meses, ausência de resposta citogenética aos 12 meses ou recaída molecular, ou seja, um aumento do nível de transcrição BCR-Abl em biologia molecular superior a 2 logs em dois testes consecutivos efectuados com 1 mês de intervalo, ou um nível persistente superior a 10^{-2}

As mutações mais frequentemente encontradas localizam-se nas áreas funcionais do domínio da tirosina quinase da Abl, no interior da proteína BCR-Abl (exões 4 a 9 da *ABL1*, correspondentes aos aminoácidos 240 a 500). As mutações que afectam os aminoácidos 250, 253 e 255 estão localizadas na alça P (sítio de ligação ao fosfato ATP), as mutações T315I e F317L na região de charneira entre os lóbulos N e C-terminal, as mutações 351, 355 e 359 a montante do sítio catalítico e as substituições H396P/R na alça A ou na alça de ativação [65].

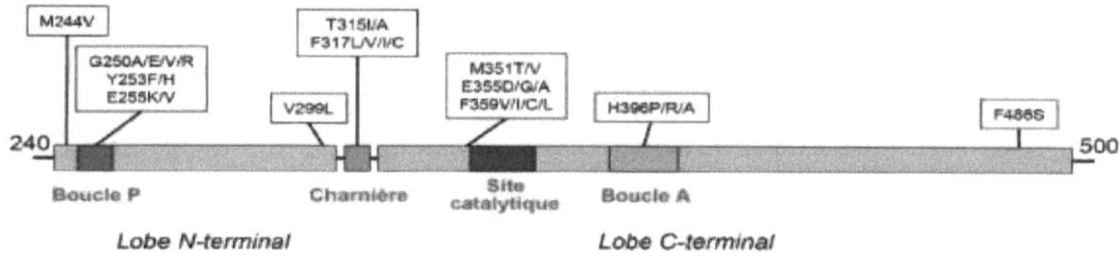

Figura 10: Mutações no domínio da cinase BCR/Abl [65].

4.2 Inibidores da tirosina-quinase de segunda geração

Três TKIs 2 (bosutinib, dasatinib, nilotinib) têm sido utilizados no tratamento da LMC em fase crónica intolerante ou resistente ao imatinib desde 2005 em ensaios terapêuticos, e depois como terapia de primeira linha desde 2008.

> **Dasatinib (Sprycel®, Bristol-Myers-Squibb)**

É um TKI 325 vezes mais potente *in vitro do* que o imatinib no BCR-Abl não mutado.
Inibe igualmente as cinases da família Src. Estudo CA-180- 034
[O estudo Dasatinib *versus* Imatinib Study in Treatment-Naive CML Patients (DASISION) em 2010 [24][67] apoiou a sua utilização no tratamento de primeira linha, mostrando uma melhor taxa de remissão citogenética completa (*77%* versus 66% ; *p* = 0,007) aos 12 meses em doentes que receberam dasatinib 100 mg uma vez por dia versus imatinib 400 mg uma vez por dia, indicado para o tratamento da LMC em fase crónica, acelerada ou blástica em doentes resistentes ou intolerantes à terapêutica prévia, incluindo imatinib. [68,69]

> **Nilotinib (Tasigna®, Novartis)**

É um análogo estrutural do imatinib, mas a sua afinidade para o local de ligação ao ATP da proteína BCR-Abl é 50 vezes superior à do imatinib *in vitro*, permitindo a remissão hematológica e citológica *in vivo* de doentes que não tenham sido tratados com imatinib. As suas características e estrutura química permitem-lhe contornar as mutações no local da Abl-cinase, com exceção da mutação T315I. [70]
Ao contrário do imatinib e do dasatinib, a sua farmacocinética exige uma administração duas vezes por dia. A sua utilização em primeira linha baseia-se no estudo de 2010 Evaluating Nilotinib Efficacy and Safety in Clinical Trials - Newly Diagnosed Patients (ENESTnd), que demonstrou uma taxa de resposta molecular major (MMR) aos 12 meses de 44%, em comparação com 22% para o imatinib ($p<0{,}001$). [71]

> **Bosutinib: BOSULIF® (em francês)**

Em 27 de março de 2013, foi concedida uma "autorização condicional" para o Bosulif, que demonstrou a sua capacidade para bloquear a ação das cinases da família SRC e da oncoproteína

B

cr-
O bosutinib está indicado para o tratamento da LMC nas suas três fases, quando o imatinib e outros inibidores da tirosina quinase de segunda geração não são considerados tratamentos adequados.

> Na prática **(Anexo II***)*, se um doente for diagnosticado com LMC em fase crónica, deve ser iniciado o tratamento com TKIs. A hidroxiureia pode ser utilizada para a citorredução, enquanto se aguarda o diagnóstico formal, se a leucocitose exceder 80 G/L.
A escolha do TKI está aberta a debate. Os estudos demonstraram que o dasatinib [67] e o

nilotinib [71], mas também, de forma menos inequívoca, as doses mais elevadas de imatinib [72] ou a combinação com interferão [73], proporcionaram melhores taxas de resposta citológica, citogenética e molecular do que o imatinib numa dose de 400 mg/d.

A comparação por mëta-análise do dasatinib e do nilotinib mostra a sua equivalência em termos de CCyR (resposta citogenética completa) e MMR (resposta molecular importante) [74]. No entanto, a ideia de preservar um tratamento de segunda linha em caso de insucesso do primeiro, ou seja, utilizar primeiro o imatinib na dose convencional para manter aberta a possibilidade de tratamento com um inibidor de segunda geração em caso de ausência de resposta, encontrou apoiantes tanto por razões económicas como de otimização do tratamento. O estudo necessário para resolver esta questão ainda não foi efectuado.

> Estudo dos critérios de resposta ao tratamento e dos métodos de controlo (Apêndice III)

Podem ser definidos três níveis de controlo da doença na LMC:

J Hematological response:

A RHC (***resposta hematológica completa)*** é definida como a normalização da contagem sanguínea e da fórmula (ver contagem de plaquetas, leucócitos, basófilos e mieloma) e do tamanho do baço.

Deve ser alcançada no prazo de 03 meses de tratamento para ser considerada uma resposta óptima. As contagens sanguíneas são monitorizadas de 02 em 02 semanas até à CHR e depois de 03 em 03 meses.

***J* Cytogenetic response :**

É avaliada através da análise de pelo menos 20 metáfases medulares.

Chama-se :

- Mínimo para a persistência de 66 a 95% das metáfases medulares contendo o cromossoma Filadélfia,
- Menor para a persistência de 36% a 65% de metáfases positivas,
- Parcial para a persistência de 1 a 35% de metáfases positivas e completas (CCyR: resposta citogenética completa) na ausência de um cromossoma Filadélfia em todas as metáfases observadas.

Para obter uma resposta óptima, os doentes em tratamento devem apresentar pelo menos uma resposta citogenética mínima aos 03 meses, uma resposta parcial aos 06 meses e uma resposta competitiva aos 12 meses.

- Se a reação for ligeira aos seis meses, é um **alerta.**
- Os outros casos, bem como a perda de CCyR, são **falhas de** tratamento que devem ser motivo de um novo tratamento.

J **Molecular response :**

Entre os doentes que atingiram CCyR, podem ainda distinguir-se dois grupos em termos de prognóstico, consoante o transcrito de fusão *BCR-ABL* permaneça ou não detetável: MMR a done ëlë dë definido como um rácio de expressão de *BCR-Abl e um gene de controlo inferior ou igual a 0,1%* . [75]

A MMR (***resposta molecular importante***) deve ser alcançada nos 18 meses seguintes ao tratamento como parte de uma resposta óptima.

No entanto, os doentes que não atingem a MMR não são considerados como tendo falhado o tratamento: trata-se de um alerta de iK'cess que requer um acompanhamento atento.

A perda de MMR, por outro lado, é considerada um fracasso do tratamento. A chamada resposta molecular competitiva (CMR) foi definida como a indetectabilidade de *BCR-Abl* em RT-PCR.

As recomendações da Rede Europeia de Leucemia (ELN) fornecem orientações para os clínicos confrontados com alertas ou falhas. [76,77]

Se o tratamento falhar, deve ser imediatamente mudado o TKI e pode ser proposto um aloenxerto, dependendo do doente.

Tabela V: Dëfiшção das respostas iniciais ao tratamento ***com imatinib de acordo*** com o NLE.
2013. [35]

Momento	Pëacbon ótimo	Alerta	Falha
No momento do diagnóstico	NA	Risco elevado e/ou ACA/Ph +.	NA
3 meses	BCR-ABL< 10%, e/ou Ph + <35%.	BCR-ABL >10%, e/ou Ph+ 36 a 95%.	Sem RHC, e/ou Ph+ > 95%.
6 meses	BCR-ABL < 1%, e/ou Ph+ 0	BCR-ABL 1% e 10%, e/ou Ph+1 35	BCR-ABL > 10% e/ou Ph+> 35%
12 meses	BCR-ABL < 0,1	BCR-ABL 0,1 e 1	BCR-ABL > 1% e/ou Ph+>0
Em qualquer altura	Gene BCR-ABL <0,1	ACA/Ph-(-7ou-7q)	-Perda de RHC -Perda do RCYC -Perda conЛrтëe da MMR* -Mudanças -ACA/PH+
- NA: Não aplicável - CHR: resposta hematológica completa - RCy: responder cy1одëпëbдие. - RcyC: resposta citogenética completa. - MMR: resposta molecular importante - ACA /Ph+: anomalia cy1одëпëйдие adicional cujas células Ph+. - ACA /Ph-: cугодëпëйдие anomalia adicional cujas células Ph-.			

Parte II

A prática.

Recordar os objectivos do nosso estudo :

Objetivo principal:

Estudar a involução na LMC através da quantificação do transcrito molecular BCR/Abl durante a fase terapêutica.

Objectivos secundários:

- Descrever as características sócio-demográficas dos pacientes.
- Estudo da cinética do rácio BCR/Abl durante o tratamento.
- Estudar a resposta terapêutica aos inibidores da tirosina quinase (TKIs) nestes doentes.

1. Doentes e métodos

1. Descrição do estudo

1.1. Tipo de estudo

Trata-se de um estudo descritivo retrospetivo de 30 casos que consultaram o Serviço de Matologia do Hospital Universitário de Tizi-Ouzou durante um período que vai de março de 2010 a fevereiro de 2018.

1.2. População do estudo

O nosso estudo incluiu doentes com LMC nos quais foi efectuada a quantificação dos transcritos BCR/Abl antes e depois do tratamento.

1.3. Local de estudo

Este estudo foi realizado no Serviço de Hematologia do CHU Nedir Mohamed na wilaya de Tizi-Ouzou, nomeadamente na unidade de consulta.

1.4. Período de estudo

Este estudo foi realizado durante um período de 07 meses, de novembro de 2017 a maio de 2018.

2. Metodologia

2.1. Recolha de informações

Os dados para o nosso estudo foram recolhidos dos processos dos doentes do Serviço de Hematologia com base numa ficha de investigação elaborada por nós (APÊNDICE IV), incluindo informações relativas ao estado civil do doente (idade, sexo), dados clínicos e para-clínicos (fórmula de hemograma, esfregaço sanguíneo, provas de função hepática e renal e biologia molecular utilizada para quantificar o transcrito molecular BCR/Abl por RT-PCR (APÊNDICE IV).

2.2. Fase de implementação

No decurso do nosso estudo, visitámos a consulta de hematologia e os arquivos do Hospital Universitário de Tizi-Ouzou. A recolha de dados foi efectuada todas as terças-feiras.

A triagem dos ficheiros foi ë1.ë efiectuada, e seleccionámos doentes com LMC e nos quais foi realizada a quantificação do rácio BCR/Abl antes e depois do tratamento.

Os dados foram recolhidos dos processos e registados nos formulários de inquérito.

Durante o estudo, subdividimos a nossa população em 3 grupos de indivíduos de acordo com a sua tolerância aos ITKs.

- ^{er}**1 grupo**: doentes que progrediram com imatinib 400 mg.
- ^{eme}**2 grupo**: doentes que progrediram após falha do imatinib 400mg com escalonamento da dose para 600mg.

- emeemeGrupo 3: doentes que falharam o tratamento com imatinib 400 e 600 mg utilizando um TKI de 2 geração.

2.3. Técnica de quantificação do transcrito molecular BCR/Abl :

O aparelho utilizado foi o **GeneXpert**, cujo princípio de quantificação se baseia na RT-Q-PCR;

Princípio :

A reação em cadeia da polimerase (PCR) é uma técnica de replicação in vitro orientada. É utilizada para obter grandes quantidades de um fragmento específico de ácido nucleico de comprimento definido a partir de uma amostra complexa e de baixa abundância.

Dados técnicos :

Coloca-se num tubo o ácido nucleico (ARN ou ADN transformado), a enzima resistente ao calor com tampão e cloreto de magnésio, as bases ATGC e os iniciadores específicos para a região a amplificar. O tubo é introduzido num termociclador e são efectuados 35 ciclos. Cada ciclo é composto por 3 etapas: Desnaturação, hibridação e alongamento

Para a monitorização molecular, utilizamos a PCR quantitativa ou PCR em tempo real ou RQ PCR. Na RQ-PCR temos dois primers que se ligam à sequência complementar e entre os dois adicionamos uma sonda marcada por dois fluoróforos: um que é chamado de repórter 5' e o outro de supressor 3' **(Anexo V).**

Se o transcrito BCR-ABL estiver presente, são sempre efectuados os três passos da PCR (desnaturação, hibridação e alongamento).

Em primeiro lugar, durante o alongamento, a polimerase liga-se ao iniciador e começa a mover-se ao longo da cadeia, a sonda está intacta e a intensidade de fluorescência do supressor é maior do que a do repórter.

Em segundo lugar: graças à sua atividade de exonuclease, degrada a sonda.

Quando a sonda é cortada, deixa de haver qualquer constrangimento para o repórter e a fluorescência do repórter aumenta, pelo que o rácio de fluorescência é a favor do repórter.

É este aumento de fluorescência que é detectado e que permite visualizar a amplificação. **(Apêndice V)**

Com base no rácio de fluorescência Repórter-Quencher, obtém-se uma representação gráfica da intensidade de fluorescência em função dos ciclos de PCR.

Obtenção de resultados de quantificação :

O software determinará um limiar (que pode ser modificado) em função da fluorescência da base, e este limiar será utilizado para definir os valores Ct. Os Ct são os ciclos de PCR em que a PCR é considerada positiva.

Se for utilizada uma gama de transcritos, pode ser traçada uma curva de calibração com as concentrações em função da quantidade, determinando assim a quantidade de transcritos (ARN mensageiro) presentes na amostra.

2.4. Análise estatística

2.4.1. Definição de variáveis

Nós ëtudiës as seguintes variáveis:

***J* Variáveis qualitativas :**

- ***Sexo***: Masculino e Feminino
- ***Motivos de consulta***: achados incidentais, hiperleucocitose, astenia, dor óssea, esplenomegalia, perda de peso, anemia, turvação visual.

- ***Antecedentes pessoais***: diabetes, hipertensão, etc.
- ***Sinais clínicos***: esplenomegalia, astenia, dores ósseas, anemia, perda de peso.

***J* Variáveis quantitativas :**

- ***Idade***
- ***Contagem de glóbulos brancos***: de três formas:
- Menos de 4000 elementos/mm^3
- Entre 4000 e 10000 elementos/ mm^3
- ^{3}Mais de 10000 elementos/ mm .
- **Nível de hemoglobina :**
- Menos de 8 g/dl.
- Entre 8 e 10 g/dl.
- Entre 10 e 12 g/dl.
- Superior a 12 g/dl.
- **Contagem de plaquetas :**
- ^{3}Menos de 120 000 elementos/mm .
- ^{3}Entre 120.000 e 500.000 elementos/ mm .
- ^{3}Mais de 500.000 elementos/ mm .
- **Nível de transcrição molecular BCR/Abl :**
- LMC: se o rácio BCR/Abl for superior a 10% no momento do diagnóstico.
- Resposta molecular precoce: se o rácio BCR/Abl descer para menos de 10%.
- Resposta molecular concorrente: se o rácio BCR/Abl diminuir para menos de 1%.
- Resposta molecular importante: se o rácio BCR/Abl diminuir para menos de 0,1%.
- Resposta molecular profunda: se o rácio BCR/Abl diminuir para menos de 0,0032%.

2.4.2. Introdução de dados e ferramentas estatísticas utilizadas

Os dados foram introduzidos utilizando o International Business Machine Statistical Package for Social Statistics versão 20 "IBM SPSS Statistics 20" e o Microsoft Excel 2016.

Efectuámos uma análise descritiva das características epidemiológicas e biológicas dos doentes, bem como de alguns dados clínicos e terapêuticos:

- Para as variáveis quantitativas, calculámos as médias com o desvio padrão, e a percentagem para as variáveis qualitativas.
- Utilizámos os testes paramétricos clássicos: **teste de Wilcoxon** para comparar duas médias de uma série emparelhada, **teste de Friedman** para comparar várias médias de uma série emparelhada.
- O nível de significância foi fixado numa probabilidade **$p < 5\%$, abrangendo um intervalo de confiança IC =95%.**

Resultados

1. Descrição das características sócio-demográficas

1.1. Repartição por idade

A idade média dos doentes com LMC foi de 43,10 +/- 14,12 anos, com um mínimo de 21 anos e um máximo de 73 anos.

1.2. Repartição por grupo etário

Ocorrência ëlɯl: maior em indivíduos com idade entre 30 e 50 anos, com frequência de 53,4% (Tabela VI) (Figura 11).

Quadro VI: Repartição dos doentes por grupo etário

Faixa etária (anos)	Força de trabalho	Percentagens	Percentagens acumuladas
[20-30[	6	20	20
[30-40[	8	26,7	46,7
[40-50[	8	26,7	73,4
[50-60[	4	13,3	86,7
[60-70[	3	10	96,7
[70-80[	1	3,3	100
Total	30	100	

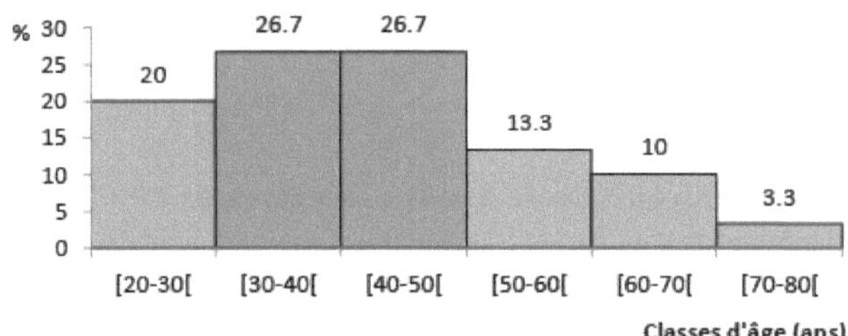

Figura 11. Rëpartição dos pacientes com LMC de acordo com as classes de idade.

1.3. Repartição por género

No nosso estudo, a maior proporção de homens foi de 56,7%, com uma razão de sexo de 1,3 (Tabela VII) (Figura 12).

Tabela VII. Distribuição dos doentes por sexo.

Género	Força de trabalho	Percentagem
Masculino	17	56,7
Feminino	13	43,3
Total	30	100

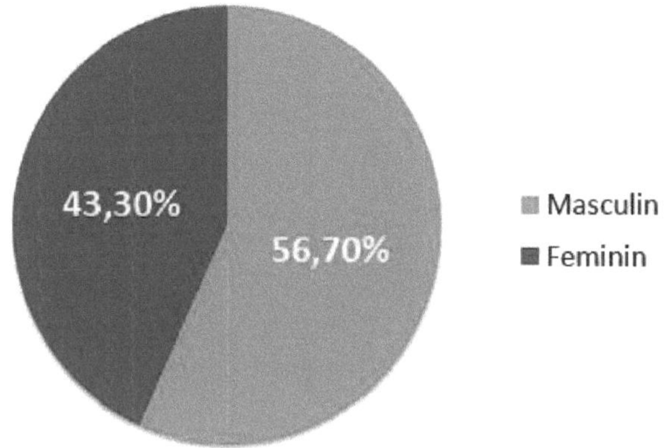

1.4. Repartição por idade e género:

-A idade média dos doentes do sexo masculino foi de 43,43 +/- 13,24 anos, com um mínimo de 28 anos e um máximo de 70 anos.

-A idade média das pacientes do sexo feminino foi de 42,69 +/- 15,75 anos, com um mínimo de 21 anos e um máximo de 73 anos.

2. Descrição dos parâmetros clínicos e biológicos.

2.1. Repartição por circunstâncias da descoberta:

Na nossa sërie, 27 casos ou (90%) dos doentes com LMC tinham 1 hiperleucocitose como sinal de chamada e 43,3% ële dë descoberta incidentalmente. (Tabela VIII) (Figura 13)

Tabela VIII. Distribuição dos doentes de acordo com as circunstâncias da descoberta.

Motivos da consulta	Força de trabalho	Percentagens
Hiperleucocitose	27	90
Por acaso	13	43,3
Astenia	10	33,3
Dores nos ossos	5	16,7
Esplenomegalia	4	13,3
Perda de peso	2	6,7
Borrão visual	2	6,7
Anémia	1	3,3

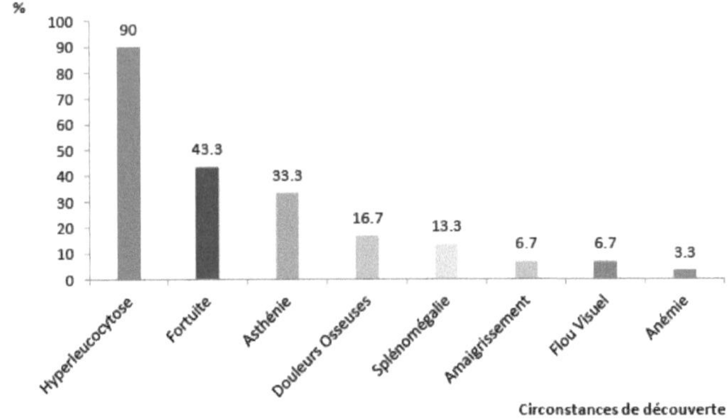

Figura 13. Repartição dos doentes por motivo de consulta.

2.2. Distribuição dos doentes de acordo com a presença ou ausência de antecedentes pessoais:

Em 63,3% dos casos, não foi encontrado nenhum antëcëdente pessoal, enquanto 36,7% dos pacientes apresentavam: hipertensão, diabëte, doença cardíaca, cirurgia, etc. (Tabela IX) (Figura 14)

Tabela IX. Rëpartição dos pacientes de acordo com a presença ou ausência de antëcëdentes pessoais.

Antecedentes pessoais	Força de trabalho	Percentagens
Presente	11	36,7
Ausente	19	63,3
Total	30	100

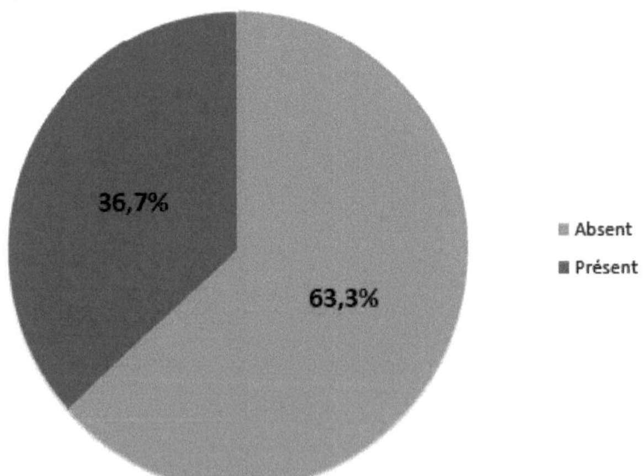

Figura 14. Distribuição dos pacientes de acordo com a presença ou ausęncia de antídotos pessoais.

2.3. Perfil clínico:

Na nossa série, 66,6% dos doentes apresentavam splënomëgalia como sinal clínico de chamada, 23,30% apresentavam astenia, e outros sinais clínicos como dor óssea, anomia e perda de peso foram menos comuns (Tabela X) (Figura 15).

Tabela X. Distribuição dos pacientes de acordo com os sinais clínicos.

Sinal clínico	Força de trabalho	Percentagens
Esplenomegalia	20	66,6
Astienie	7	23,3
Dores nos ossos	3	10
Anémia	3	10
Perda de peso	2	6,7

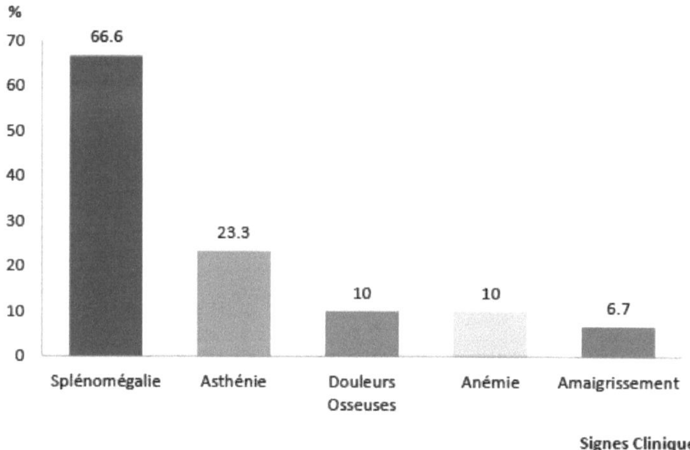

Figura 15. Distribuição dos pacientes de acordo com os sinais clínicos

2.4. Perfil biológico :

2.4.1. Hemograma :

2.4.1.1. Glóbulos brancos :

No nosso estudo, 100% dos doentes apresentavam hiperleucocitose.

[33]A contagem média de leucócitos foi de 236349,67± 313166,02 ele/mm (236,34± 313,16 Giga/L) com um mínimo de 25000 ele/mm e um máximo de 1723000 ele/mm^3

2.4.1.2. Hemoglobina:

Um total de 36,7% tinha anemia moderada, 26,7% tinha anemia ligeira, 26,6% era normal e 10% tinha anemia grave (Quadro XI) (Figura 16).

Tabela XI. Distribuição dos doentes de acordo com o nível de hdmoglobina no momento do diagnóstico.

Hemoglobina em g/dl	Força de trabalho	Percentagens	Percentagens acumuladas
[6-8[	3	10	10
[8-10[	11	36,7	46,7
[10-12[	8	26,7	73,4
[12-16[	8	26,6	100

Total	30	100

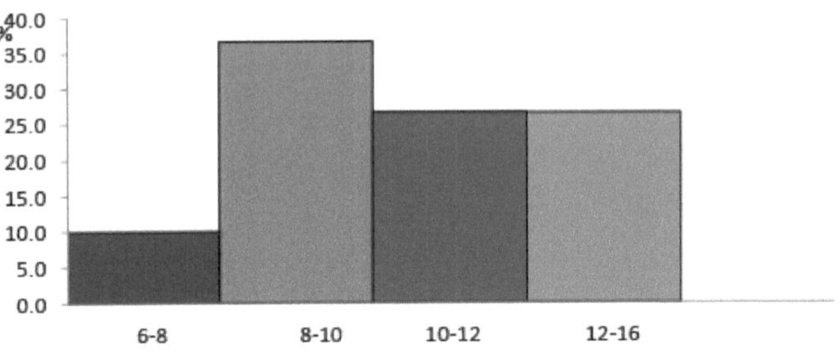

Figura 16. Distribuição dos pacientes de acordo com o nível de hdmoglobina no momento do diagnóstico.

2.4.1.3. Plaquetas :

Na nossa população, 66,7% dos doentes tinham uma contagem normal de plaquetas, 20% tinham uma contagem baixa de plaquetas e 20% tinham uma contagem alta de plaquetas. tinham trombocitose e 13,3% tinham tlirombopénia
(Quadro XII) (Figura 17).

Tabela XII. Distribuição dos doentes de acordo com a contagem de plaquetas na fase de diagnóstico

[3]Plaquetas (elets/mm)	Força de trabalho	Percentagens	Percentagens acumuladas
<120000	4	13,3	13,3
[120000-500000]	20	66,7	80
>500000	6	20	100
Total	30	100	

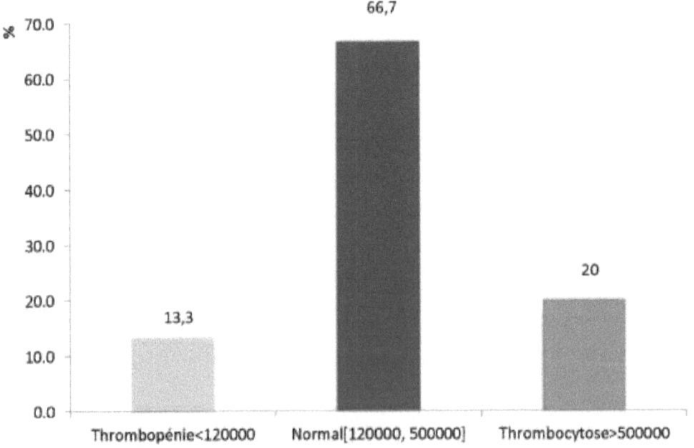

Figura 17. Distribuição dos doentes de acordo com a contagem de plaquetas na fase de diagnóstico.

2.4.2. Equilíbrio do esfregaço de sangue:

Todos os doentes tinham uma contagem de polinucldar (PNN, PNE, PNB) ëlevës.

2.4.3. Biologia molecular:

Na nossa série, 56,6% dos doentes tinham um rácio BCR de 50 a 100%, 20% tinham um rácio BCR de 10 a 50% e 16,7% tinham um rácio BCR superior a 100%. (Tabela XIII) (Figura 18).

Tabela. XIII. Rëpartição dos doentes de acordo com o rácio BCR/Abl na fase de diagnóstico.

BCR/Abl % taxa	Força de trabalho	Percentagens	Percentagens acumuladas
0-10	2	6 ,7	6,7
10-50	6	20	26,7
50-100	17	56,6	83,3
>100	5	16,7	100
Total	30	100	

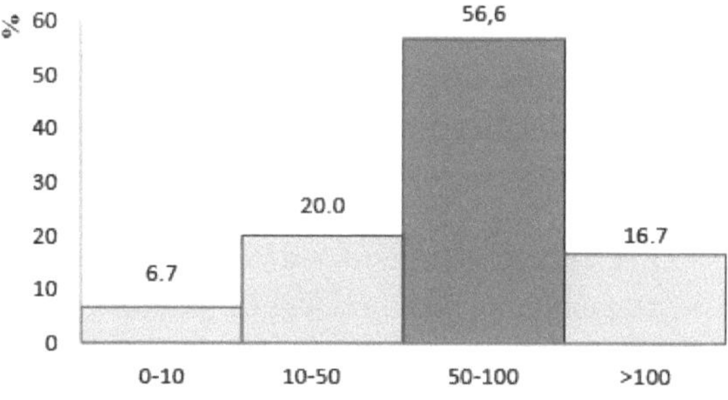

Figura 18. Distribuição dos doentes com LMC de acordo com o rácio BCR/Abl na fase de diagnóstico.

3. Avaliação prognóstica :

De acordo com a classificação de Sokal, 36,7% dos doentes tinham um risco baixo, 33,3% tinham um risco intermëdiário e 30% tinham um risco elevado (Tabela XIV) (Figura 19).

Tabela XIV. Rëpartição dos pacientes em nosso estudo de acordo com a classificação prognóstica de Sockal.

Classificação prognóstica	Força de trabalho	Percentagens	Percentagens acumuladas
Risco elevado	9	30	30
Risco intermédio	10	33,3	66,3
Baixo risco	11	36,7	100
Total	30	100	

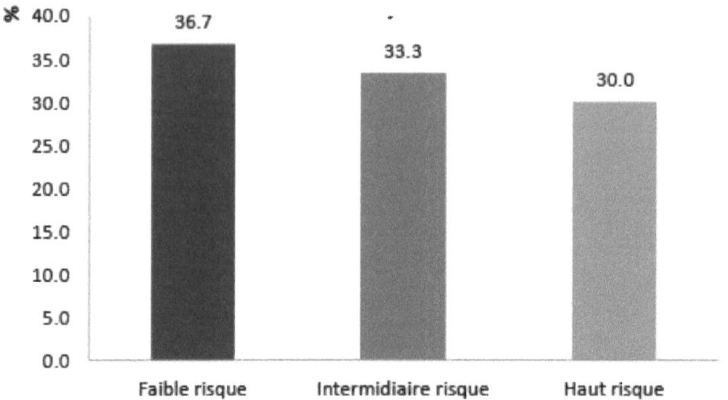

Figura 19. Rëpartição dos pacientes de acordo com a classificação prognóstica de Sockal.

4. Evolução de acordo com a terapia :

4.1. Atraso entre o diagnóstico e o tratamento:

O tempo médio desde o diagnóstico até à administração do tratamento nos doentes do nosso estudo foi de 13,23 dias +/- 10,37, com um mínimo de 0 dias e um máximo de 48 dias.

4.2. Controlo terapêutico de acordo com o hemograma

4.2.1. Dependendo da contagem de glóbulos brancos

3eme3emeA contagem média de glóbulos brancos tendeu a diminuir de 10134,67±19837,85 ele/mm aos 3 meses após o tratamento para 6434,50±3530,21 ele/mm aos 12 meses (Tabela XV) (Figura 20).

Tabela XV. Alterações na contagem de glóbulos brancos durante o tratamento

Tempo de processamento	N	^{3}Contagem média de glóbulos brancos (elets/mm)
3 meses	30	10134,67±19837,85
6 meses	30	7528,67±9668,10
12 meses	28	6434,50±3530,21

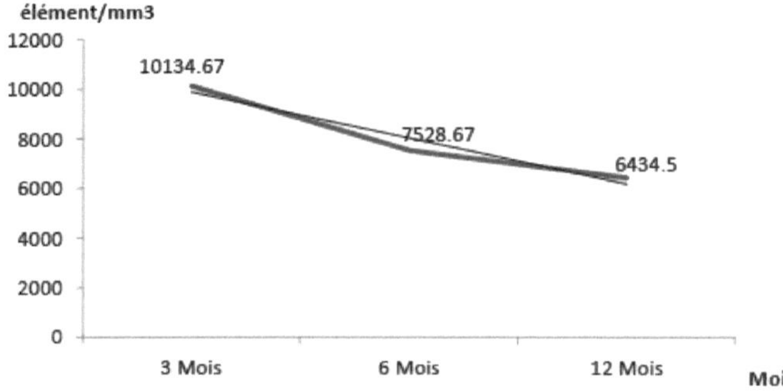

Figura 20: Alterações na contagem de glóbulos brancos durante o tratamento

4.2.2. Dependendo do nível de hemoglobina :

emeemeOs valores médios de cnemoglobina tenderam a aumentar de 11,62 ± 1,76 g/dl aos 3 meses após o tratamento para 12,31 ± 1,66 g/dl aos 12 meses (Tabela XVI) (Figura 21).

Tabela XVI. Alterações nos níveis de iemoglobina durante o tratamento.

Tempos de tratamento	N	Iemoglobina média (g /dl)
3 meses	30	11,62±1,76
6 meses	30	11,87±1,66
12 meses	28	12,31±1,66

g/dl
12.4
12.2
12
11.8
11.6
11.4
11.2
12.311
11.877
11.623
3mois
6mois
12mois
mois

Figura 21. Alterações nos níveis de hemoglobina durante o tratamento

4.2.3. Dependendo da contagem de plaquetas :

A contagem média de plaquetas tendeu a estabilizar-se durante o tratamento. (Quadro XVII) (Figura 22).

Tabela XVII. Alterações na contagem de plaquetas durante o tratamento.

Tempos de tratamento	N	Plaquetas médias ± ëdesvio padrão
3 meses	30	206551,67±94740,46
6 meses	30	241233,33±194266,73
12 meses	28	199900±83458,20

elementos/mm3

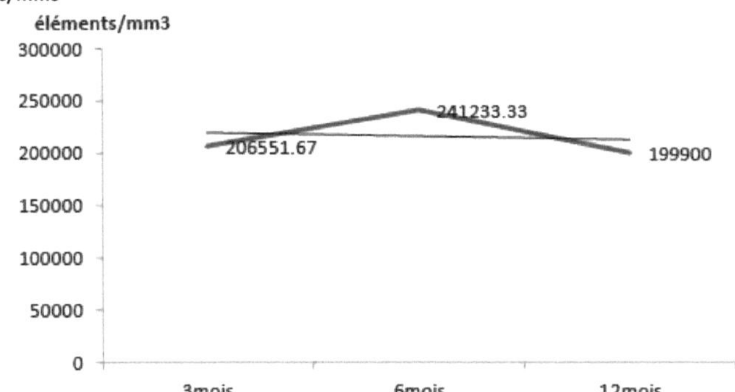

mês

Figura 22. Alterações na contagem de plaquetas durante o tratamento

4.3. Monitorização terapêutica baseada na biologia molecular

4.3.1 Distribuição dos doentes em função da tolerância ao tratamento

- er1 grupo: doentes que progrediram com imatinib 400 mg.
- 2º grupo: doentes que progrediram após falha do imatinib 400 mg seguida de um aumento da dose para 600 mg.
- eGrupo 3ëтe: doentes que falharam 1 imatinib 400 e 600mg e para os quais foi ëlë administrado tratamento com um TKI de 2^" geração. administrado.

(Quadro XVIII) (Figura 23)

Na nossa série, 70% dos doentes pertencem ao grupo 1, 10% ao grupo 2 e 20% ao grupo 3.

Tabela XVIII. Distribuição dos doentes de acordo com a tolerância ao tratamento.

Os grupos	Força de trabalho	Percentagens	Percentagens acumuladas
Grupo 1	21	70	70
Grupo 2	3	10	80
Grupo 3	6	20	100
Total	30	100	

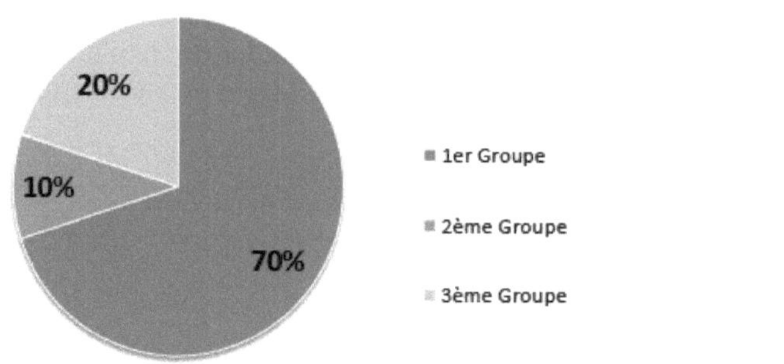

Figura 23. Distribuição dos pacientes de acordo com a tolerância ao tratamento.

4.3.2. Monitorização de alterações no rácio de transcrição molecular BCR/Abl

4.3.2.1. Monitorização do rácio de transcrição molecular BCR/Abl nos doentes do grupo 1.

emeemeOs valores médios para o rácio de transcrição molecular BCR/Abl tenderam a diminuir de 1,82±2,32% aos 3 meses após o tratamento para 0,12±0,17% aos 34 meses (Tabela XIX) (Figura 24).

Figura 23. Distribuição dos pacientes de acordo com a tolerância

Tabela XIX. Alteração do rácio BCR/Abl durante o tratamento nos doentes do grupo 1.

Tempos de tratamento	N	Rácio BCR /Abl médio ± desvio padrão
6 meses	1	1,82±2,32

5		
12	meses6	0,15±0,15
24	meses8	0,08±0,14
34	Meses4	0,12±0,17

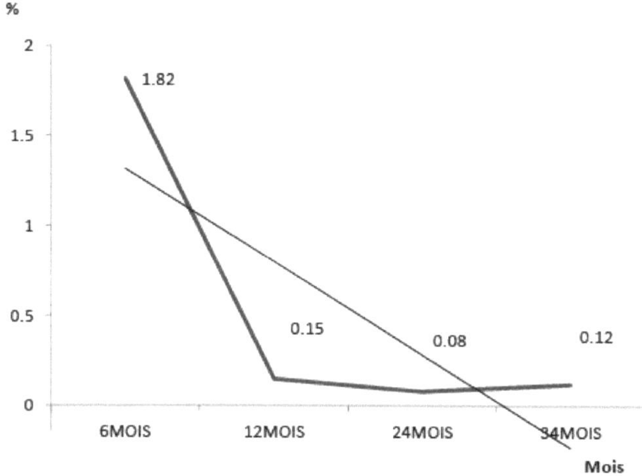

Figura 24. Alterações nos níveis de BCR/Abl durante o tratamento em doentes do grupo 1.

4.3.2.2. Monitorização da evolução do rácio de transcrição molecular BCR/Abl nos doentes do grupo 2.

emeemeOs valores médios para o rácio de transcrição molecular BCR/Abl tenderam a diminuir de 2,7±2,20% aos 6 meses após o tratamento para 2,15±1,76% aos 18 meses (Tabela XX) (Figura 25).

Tabela XX. Alteração do rácio BCR/Abl durante o tratamento no grupo 2.

Tempos de tratamento	N	Rácio BCR /Abl médio ± desvio padrão
6 meses	3	2,7±2,20
12 meses	2	1,05±0,49
18 meses	2	2,15±1,76

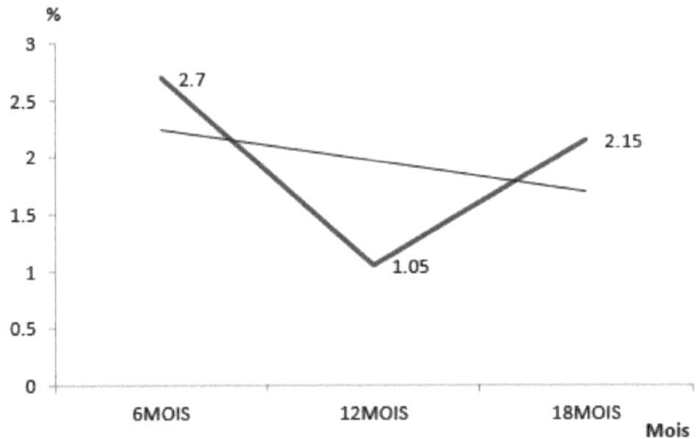

Figura 25. Alteração do rácio BCR/Abl durante o tratamento em doentes do grupo 2.

4.3.2.3. A evolução do rácio de transcrição molecular BCR/Abl foi monitorizada nos doentes do grupo 3.

emeemeOs valores médios para o rácio de transcrição molecular BCR/Abl tenderam a diminuir de 21% aos 6 meses após o tratamento para 0,13±0,10% aos 34 meses (Tabela XXI) (Figura 26).

Tableau XXI. Alteração do rácio BCR/Abl durante o tratamento no grupo 3.

Tempo de tratamento	N	Rácio médioBCR /Abl ± ëdesvio padrão
6 meses	1	21
12 meses	3	25,25±18,46
18 meses	3	16,08±27,64
24 meses	3	12,6±18,76
34 meses	3	0,13±0,10

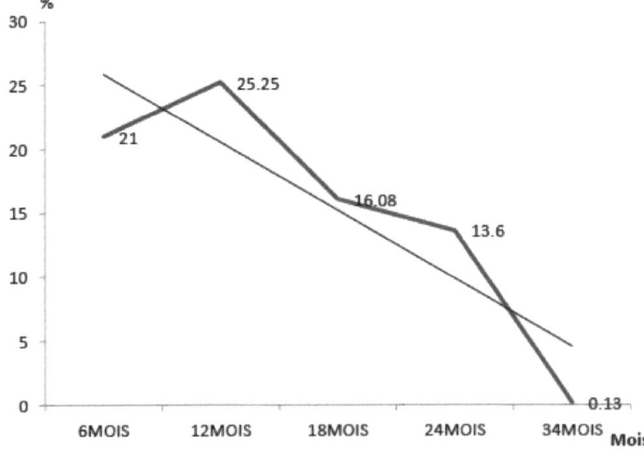

Figura 26. Alteração do rácio BCR/Abl durante o tratamento em doentes do grupo 3.

5. Alterações de vários parâmetros biológicos durante a fase terapêutica

- emeemeemeA média de leucócitos foi de 10134,67±19837,85 aos 3 meses, sem diferença estatisticamente significativa em relação às médias aos 6 e I2 meses, que foram 10134,67±19837,85 e 6434,5±3530,21, respetivamentc (p= 0,13).
- cmeemeemeO nível médio de Hb foi de 11,62±1,76 aos 3 meses, sem diferença estatisticamente significativa em relação às médias aos 6 e 12 meses, que foram de 11,87±1,66 e 12,31±1,66, respetivamente (p=0,26).
- emeemeemeA contagem média de plaquetas foi de 206551,67±9740,46 aos 3 meses, sem diferença estatisticamente significativa em relação às médias aos 6 e 12 meses, que foram de 241233,33±194266,73 e 199900±83458,20, respetivamente (p=0,62).
- -4O rácio médio BCR/Abl antes do tratamento foi 108,03±158,69 superior ao rácio após o tratamento, que foi 0,31±0,69, com uma diferença estatisticamente significativa (p<10) (quadro XXII).

Tableau XXII. Rëpartição dos pacientes de acordo com a Involução de diferentes parâmetros biológicos durante a fase ^terapêutica.

Përiode de dosagem	N	Média ± ë desvio-padrão	P
GB	28		
3 meses		10134,67±19837,85	DNS
6 meses		7528,67±9668,10	P=0,13
12 meses		6434,5±3530,21	
Hb	28		
3 meses		11,62±1,76	
6 meses		11,87±1,66	DNS
12 meses		12,31±1,66	p=0,26
Rácio BCR/Abl	23		
Antes do tratamento		108,03±158,69	DS
Após o tratamento		0,31±0,69	$p<10^{-4}$

Discussão

1. Limites do estudo

Os dados analisados foram recolhidos retrospetivamente a partir de registos e ficheiros médicos, o que dificultou a sua utilização.

A dimensão da amostra foi um fator ë1.ë limitante na análise dos dados; de facto, o número de doentes com LMC cujo nível de transcrição molecular BCR/Abl foi quantificado antes e depois do tratamento é notavelmente baixo, ou seja, 30 casos desde 2012. Uma média de 5 doentes por ano.

Além disso, alguns dossiers não estavam totalmente preenchidos e deparámo-nos com a falta de dados de acompanhamento dos doentes e com a perda de dossiers devido a más condições de arquivo.

2. Vieses de estudo

Como em qualquer estudo de investigação, foram introduzidos alguns preconceitos no nosso trabalho:

- Um viés de seleção, uma vez que vários doentes beneficiaram da quantificação do rácio BCR/Abl antes ou depois do tratamento apenas.
- Viés de informação: durante a recolha de dados, fornecemos uma certa quantidade de informação que não estava sistematicamente disponível nos ficheiros.
- Um viés de memória ligado a uma omissão do médico e/ou do doente em relatar certos factos ou informações no processo.
- Um desvio de medição que está ligado a erros que podem ser causados pelas máquinas automáticas, pela leitura dos cartões, pelo cariótipo, etc.
- Um viés de prevaricação: os pacientes podem dar informações erróneas sobre o seu estado de saúde quando questionados pelo médico.

3. Discussão dos resultados e comparação com estudos nacionais e internacionais:

O nosso estudo permitiu-nos demonstrar que existe uma relação entre a quantificação do transcrito molecular BCR/Abl e a resposta terapêutica, que melhorou progressivamente, levando-nos a observar um MMR, um índice da via de cura dos doentes.

Os nossos resultados foram os seguintes:

A população do estudo era constituída por doentes adultos com uma idade média de 43,10 +/- 14,12 anos, com um mínimo de 21 anos e um máximo de 73 anos. Foi observada uma elevada frequência de casos de LMC no grupo etário dos 30-50 anos. Estes dados são consistentes com os da série argelina [37] e das duas séries marroquinas [43, 78], ao contrário da série francesa [79] cuja idade média foi de 63 anos e cujo grupo etário mais afetado foi o dos 60 aos 80 anos; esta diferença poderia ser explicada pela idade jovem das populações argelina e marroquina.

A nossa série é predominantemente masculina, com um rácio de sexo de 1,3, o que está de acordo com a literatura. [37,43, 79]

Na nossa série, 90% dos doentes com LMC tinham hiperleucocitose como sinal de alerta, porque estávamos a falar de uma síndrome mieloproliferativa em que a multiplicação anormal das células da medula óssea é predominantemente polinuclear;

Quase 43,3% dos doentes descobriram a LMC de forma acidental, o que pode ser explicado pelo facto de a LMC ser uma doença latente com um longo período de expressão clínica.

Clinicamente, todos os doentes do nosso estudo apresentaram um certo número de sinais clínicos, incluindo esplenomegalia, que foi encontrada na maioria dos casos (66,6%). Resultados semelhantes têm sido relatados na literatura. [43, 44,80]

Do ponto de vista biológico, verificámos que todos os doentes apresentavam hiperleucocitose, pelo que os esfregaços sanguíneos revelavam um aumento considerável da contagem de células polinucleares. O nível de hemoglobina também diminuiu (< 12 g/dl), causando anemia em 73,4% dos doentes, o que pode ser devido à proliferação excessiva de células leucémicas, que perturba a eritropoiese.

No momento do diagnóstico, a biologia molecular mostrou que 56,6% dos doentes tinham um rácio BCR/Abl entre 50 e 100% e 16,7% tinham um rácio BCR/Abl superior a 100%. Estes valores elevados resultaram num tempo médio entre o diagnóstico e o tratamento de 13,23 +/- 10,37 dias, permitindo um seguimento terapêutico precoce dos doentes. Estes dados são consistentes com os da literatura [2].

De acordo com a classificação prognóstica de Sokal, encontramos um predomínio de baixo risco. Este resultado é discordante do estudo [3], onde encontramos um predomínio de alto risco, o que pode ser devido ao diagnóstico precoce da LMC nos pacientes da nossa população.

Durante o tratamento dos doentes, o seguimento terapêutico foi estabelecido com base no hemograma e na biologia molecular, permitindo uma melhor avaliação da resposta terapêutica.

eme3emeNo entanto, a contagem média de glóbulos brancos tendeu a diminuir de 10134,67±19837,85 aos 3 meses após o tratamento para 6434,50±3530,21 elementos/mm aos 12 meses, o que é um nível normal. No entanto, os resultados da literatura [3] mostraram uma leucopenia considerável, que pode ser devida aos efeitos secundários do tratamento com TKI efectuado pelos doentes no estudo [3].

Após a subdivisão da população em 3 coortes, de acordo com a tolerância ao tratamento, verificou-se que o primeiro grupo continha 70% dos doentes que tinham feito MMR com imatinib 400 mg, o segundo grupo incluía 10% dos doentes que não progrediram com imatinib 400 mg e para os quais o médico aumentou a dose para 600 mg e, finalmente, o terceiro grupo incluía 20% dos doentes que tinham falhado com imatinib 400 e 600 mg. Estes doentes foram substituídos por um TKI de segunda geração. Estes resultados são coerentes com a literatura [3].

Todos os doentes tiveram uma avaliação da sua resposta ao imatinib; no entanto, tiveram uma redução considerável do nível de BCR/Abl ao fim de 12 meses, e depois os doentes do grupo 2 tiveram um aumento do nível de BCR/Abl, o que nos permitiu estabelecer uma falha do imatinib 400 mg, pelo que a dose teve de ser aumentada para 600 mg, e verificámos uma progressão.

E para os doentes do grupo 3, observámos uma progressão, uma vez que o nível de BCR/Abl diminuiu consideravelmente em associação com os TKI de segunda geração.

O rácio médio BCR/Abl antes do tratamento foi ëlë 108,03±158,69 superior ao rácio após o tratamento, que foi ëlë 0,31±0,69, com uma diferença significativa (p<10-4). Esses resultados são consistentes com a literatura [81,82].

Do mesmo modo, um estudo tunisino realizado neste sentido, apresentado por Menif et al em

2009 [83], mostrou que os doentes que tinham sido monitorizados pela quantificação de BCR/Abl tinham todos progredido ao fim de 12 meses. A deteção de quantidades ínfimas deste nível após 24 meses mostrou que 96% dos doentes ëstavam a caminho da gi^rison. [84]
Por último, encontrámos discrepâncias entre os nossos resultados e alguns dos relatados na literatura, o que implica a necessidade de mais estudos que possam ser verificados por outros projectos de investigação.

Conclusões e recomendações

Realizámos um estudo descritivo retrospetivo sobre a quantificação do transcrito molecular BCR/ABL no diagnóstico e no seguimento de doentes com LMC tratados com TKIs.

O nosso estudo envolveu 30 doentes seguidos no serviço de hematologia do CHU de Tizi Ouzou, na unidade de consulta. O seguimento molecular foi efectuado durante um período médio de 24 meses (3-34) após o início do tratamento.

Dependendo da população estudada, podemos concluir que a monitorização molecular da LMC revela um conjunto de particularidades, sendo as principais :

- Uma idade média de 43,10 +/- 14,12 anos, com um mínimo de 21 e um máximo de 73 anos.
- Os homens representam a maior percentagem, 56,7%, com uma relação de género de 1,3.
- 66,6% dos doentes apresentavam esplnomdalgia como sinal clínico.
- 56,6% dos doentes foram diagnosticados com um rácio BCR:Abl de 50 a 100%.
- De acordo com a classificação prognóstica de Sokal, encontrámos uma predominância de baixo risco.
- O seguimento molecular mostrou que 70% dos doentes atingiram MMR com imatinib 400 mg.
- 20% dos doentes que falharam o imatinib 400 e 600 mg foram substituídos por um TKI de segunda geração (nilotinib) e observou-se uma MMR de 100%
- A quantificação do rácio BCR/Abl mostrou que 96% dos doentes a tomar imatinib 400 mg estavam no caminho da recuperação.

A otimização do tratamento, a sua adaptação e a utilização dos diferentes TKI disponíveis requerem, por conseguinte, a monitorização biomolecular dos transcritos BCR/Abl a partir do diagnóstico, a fim de avaliar a doença residual. Esta abordagem biológica é essencial não só para confirmar o diagnóstico da LMC, mas também para garantir o acompanhamento e a eficácia da terapêutica.

No final do nosso estudo, podemos fazer as seguintes sugestões:

- Prosseguir este trabalho durante um período mais longo, a fim de obter resultados que permitam um acompanhamento clínico a longo prazo, atualmente indispensável para determinar o impacto da monitorização molecular na evolução dos doentes,
- Reforço da capacidade técnica dos laboratórios para um diagnóstico precoce e exato:
  - o Implementar técnicas citogénicas de diagnóstico convencionais para procurar o cromossoma Ph
  - o Sistematização da biologia molecular para procurar e quantificar as transcrições BCR/ABL por RQ-PCR, a fim de aperfeiçoar a monitorização, avaliar a eficácia do tratamento TKI e medir uma resposta molecular importante.

Referências

1. R. Mertelsmann, M. Engelhardt, D. P. Berger.Precis d'liematologie et d'oncologie. Paris Heidelberg New York 2010: 978-2-287-993,

2. Sandhya Sreenivasan Tantuan, Hanri du Plessis, Monique Stemmetl, Christopher D. Viljoen, Quantificação de BCR-ABL1 no GeneXpert: Do diagnóstico à investigação Departamento de Hematologia e Biologia Celular, Universidade do Estado Livre, Bloemfontein, África do Sul

3. N. MESSAOUDI. Leucëmie myeloide chronique chez l'adulte, iaculte de medecine, Bedjaya .2016

4. Piller, G. J. "Leukaemia, a brief historical review from ancient times to 1950." British Journal of Haematology (2001).

5. Tefferi, A. "A história das doenças mieloproliferativas: antes e depois de Dameshek". (2008).

6. Nowell, P. C., Hungerford, D.A. "Chromosome Studies on Normal and Leukemic Human Leukocytes". JNCI J Natl Cancer Inst, (1960).

7. Rowley, J. D. "A New Consistent Chromosomal Abnormality in Chronic Myelogenous Leukaemia identified by Quinacrine Fluorescence and Giemsa Staining." Nature 243, (1973): 290 - 293.

8. MOZZICONACCI, Doutora Marie-Joelle. História da Leucemia Miëloide Crónica (LMC), 2015. http://www.lmc-france.fr/la-lmc/qu-est-ce-que-la-lmc/historique-de-la-lmc/ acedido em 20 04 2016.

9. http://www.fnclcc.fr, FNCLCC (Federation nationale des centres de lutte contre.

10. Sebahoun G. Lenmitologia clínica e biológica. Grupo Arnette liaisons SA.

11. Bergerat JP, Dufour P, Oberling F. Oncohematology. Heures de France, Toiry.

12. Leucemia mielogénica crónica e doenças relacionadas: visão geral Williams Haematology 2007>ParteIX.Doenças malignas>Capítulo88

13. T. Leguay, F.-X. Mahon *Leucemia mielogénica crónica (2005)

14. Thierry Lavabre-Bertrand, Eric Jourdan, Jean Paul Bureau, Pierre Blanc.
Doenças hepáticas e mieloproliferativas. Gastroenterol Clin Biol 2002; 26: 136145.

15. Redhouane, Pr Ahmed Nacer.revue algerienne d'hematologe, leucemie myeloide chronique: aspect epidemiologique . 2010.

16. R. Mertelsemenn, M. Engelhardt, D.P. Berger. Precis d'hematologie et d'oncologie. Springer-Verlag France, Paris 2011.

17. Deininger MW, Bose S, Gora-Tybor J, Yan XH, Goldman JM, Melo JV. Indução selectiva de genes de fusão associados à leucemia por radiação ionizante de dose elevada. Cancer Res 1998; 58: 421-5.

18. G. Dine,, Y. Rehn, S. Brahimi, N. Ali Ammar, B. Gaillard,Y. Bocq, G. Fumagalli. *Doença residual na leucemia mieloide crónica,* Immunoanalysis
e biologia especializada (2013).

19. de Klein A, van Kessel AG, Grosveld G, Bartram CR, Hagemeijer A, Bootsma D, et al. Um oncogene celular é translocado para o cromossoma Filadélfia na leucemia mielocítica crónica. *Nature* 1982;300:765-7.

20. Thijsen S, Schuurhuis G, van Oostveen J, Ossenkoppele G. Chronic myeloid leukemia from basics to bedside. *Leukemia* 1999;13:1646-74.

21. Goldman JM, Melo JV. Chronic myeloid leukemia-advances in biology and new approaches to treatment. *N Engl J Med* 2003;349:1451-64.

22. Pane F, Frigeri F, Sindona M, Luciano L, Ferrara F, Cimino R, et al. Leucemia mieloide crónica neutrofílica: uma doença distinta com um marcador molecular específico (BCR/ABL com junção C3/A2). *Sangue* 1996;88:2410-4.

23. Thierry Lavabre-Bertrand, Eric Jourdan, Jean Paul Bureau, Pierre Blanc. Síndromes hepáticas e mveloproliferativas. Gastroenterol Clin Biol 2002; 26: 136-145.

24. Ren R. Mechanisms of BCR-ABL in the pathologenes of chronic myelogenous leukemia (Mecanismos de BCR-ABL na patologia da leucemia mieloide crónica). Nat Rev Cancer 2005; 5: 172-83.

25. Jamieson CH, Ailles LE, Dylla SJ, Muijtjens M, Jones C, Zehnder JL, et al.Granulocyte-macrophage progenitors as candidate leukemic stem cells in blast-crisis CML. N Engl J Med 2004; 351: 657-67.

26. -M. Maigre, JL. Harrousseau. Leucemia mieloide crónica: aquisições recentes. Le concours medical;1990 :112-19.

27. Gambacorti-Passerini C, Kantarjian HM, Baccarani M. Atividade e tolerância do bosutinib em doentes com AP e BP CLM e Ph+ ALL. J Clin Oncol. 2008;

28. Sebahoun G. Hematologia clínica e biológica. Arnette groupe liaisons SA,Rueil-Malmaison 2005; 578 páginas.

29. Treuil P. Leucemia mieloide crónica e seu tratamento com imatinib. Act Pharm 2008; 474: 25-30.

30. T. Leguay, F.-X Mahon. Leucemia mieloide crónica. EMCHematologie2 (2005) 187 205.

31. Sebahoun G. Lenmitologia clínica e biológica. Arnette groupe liaisons SA, Rueil-Malmaison 2005; 578 páginas.

32. Treuil P. Leucemia mieloide crónica e seu tratamento com imatinib. Act Pharm 2008; 474: 25-30.

33. Thiebaud, M. Dubreuil. Estudo clínico da leucemia mieloide crónica. EMC 13011 B-7, 1986.

34. Iansen JA, Gooley TA, Martin PJ, Appelbaum F, Chauncey TR, Clift RA, et al. Transplantes de medula óssea de dadores não aparentados para doentes com leucemia mieloide crónica.NEnglJMed1998;338:962-8

35. Recomendações da Rede Europeia de Leucemia para a gestão da leucemia mieloide crónica, versão de 2013. (Baccarani, M et al: Blood, 2013; Vol. 122: 872-84).

36. Iuntly BJ, Bench A, Green AR. Duplo risco de uma única translocação: deleções do cromossoma 9 derivado na leucemia mieloide crónica. Blood 2003; 102: 1160-8.

37. Iamladji Rose Marie, Belhani Meriem, Ardjoun Fatma Zohra, Abad Mohand Tayeb, Touhami Iadj, Ait Ali Iocine, et al. Leucemia mieloide crónica, Aspectos epidemiológicos, diagnósticos e terapêuticos na Argélia, Revue Algerienne d'Hematologie N° 3. setembro de 2010, p. 1-42.

38. Chrystele Bilhou-Nabera, Carole Barin, Alain Bernheim, Nicole Dastugue, Virginie Eclache, Claude Leonard,. Recomendações para a gestão citogenética da leucemia mieloide crónica (LMC) estabelecidas pelo Groupe Frangais de Cytogenetique Iematologique (GFCI). Pathologie Biologie 52 (2004) 238 240.

39. Dominique Bories, Agnes Devergie, Martine Gardembas-Pain, Mathieu Kuentz, Laurence Legros, Francois-Guilhot. Estratégias terapêuticas e recomendações para a gestão de doentes com leucemia mieloide crónica. Iematologie. Volume 9, Número 6, 497-512,

novembro-dezembro de 2003, Revue.
40. Tome 2, I leimitologie clinique, La leucëmie myeloide chronique R. LACROIX, F. SABATIER, F. DIGNAT-GEORGE et J. SAMPOL Laboratoire d'immunologie et d'hematologie, UFR de pharmacie, Aix-Marseille Universite.
41. Branford S, lughes T, Rudzki Z, et al. Monitoring chronic myeloid leukaemia therapy by real-time quantitative PCR in blood is a reliable alternative to bone marrow cytogenetics Br J laematol 2003 ; 107 : 587-99.
42. Virginie Eclache, Franooise Lejeune. Deteção de cromossomas
Filadélfia em doentes com leucemia mieloide crónica, os papéis respectivos da citogenética, da hibridação in situ fluorescente e da análise molecular por RT-PCR. Revue Frangaise des Laboratoires, janeiro de 2002, N°339 **43.** M.l Guerraoui . Leucemia mieloide crónica: aspectos evolutivos e terapêuticos. These en medecine. Faculte de MED V de Rabat 1997; 225.
44. AGIARBI Fatima-Zahra. Leucemia mieloide crónica: avanços diagnósticos e terapêuticos. Faculdade de Medicina de Fes 2008 86-08
45. Speck B, Bortin MM, Champlin R, Goldman JM, lerzig Rl, McGlave PB, et al. Allogeneic bone-marrow transplantation for chronic myelogenous leukaemia. *Lancet* 1984;**1**: 665-8.
46. Curso sobre doenças mieloproliferativas na Universidade de Rennes 1 em novembro de 2006
47. Curso sobre doenças mieloproliferativas na Universidade de Rennes 1 em novembro de 2006
48. Sokal JE, Cox EB, Baccarani M, *et al.* Discriminação prognóstica na leucemia granulocítica crónica de "bom risco". *Sangue* 1984; 63: 789-99.
49. lasford J, Pfirrmann M, lehlmann R, *et al.* A new prognosticscore for survival of patients with chronic myeloid leukemia treated with interferon alfa. Comité de redação do Grupo de Projeto de Factores de Prognóstico Colaborativos da LMC. *J National Cancer Inst* 1998; 90: 8508.
50. Hasford J, Baccarani M, Hoffmann V, *et al.* Previsão da resposta citogenética completa e subsequente sobrevivência livre de progressão em 2060 doentes com LMC em tratamento com imatinib: a pontuação EUTOS. *Sangue* 2011; 118: 686-92.
51. Druker BJ, Talpaz M, Resta DJ, *et al.* Eficácia e segurança de um inibidor específico da tirosina quinase BCR-ABL na leucemia mieloide crónica. *N Engl J Med* 2001; 344: 1031-7.
52. Hehlmann R, Heimpel H, Hasford J, Kolb HJ, Pralle H, Hossfeld DK, et al.Comparação aleatória de interferão-alfa com busulfan e hidroxiureia na leucemia mielogénica crónica. Grupo alemão de estudo da LMC. Blood1994; 84:4064-77.
53. Ph. DOROSZ. Gide pratique des mëdicaments. 22ª edição. 2002
54. P. Rousselot, H. Rochant, A.G. Turhan, A. Bernheim, D. Bories, C. Recher, J. Bпëre, A. Najman, L. Sutton, A. Buzyn, A. Devergie. Atualização sobre туë^Mc leukëmia crônica. Mëdecine tlK'rapeutique. Volume 6, Numëro 2, 129-40, Fëvrier 2000.
55. M. Benakli, RM. Hamladji, R. Ahmed-nacer. Condicionamento de aloenxerto de células estaminais hematopoiéticas айёпиё. Sociëtë algerienne d'liematologie et de transfusion sanguine. 26 de janeiro de 2013.
56. Guilhot F. Diagnosis and treatment of malignant hëmopathies involving a bcr-abl rearrangement I kmatologie 1995; 1: 133-144.
57. Labussiëre H, Hayette S, Tigaud I, Michallet M, Nicolini FE. O tratamento da leucemia

miëloide crónica em 2007. Bull Cancer 2007; 94: 863-869.
58. Guilhot F, Roy L, Guilhot J, Millot F. Interferon therapy in chronic myelogenous leukemia. Hematol Oncol Clin N Am 2004; 18: 584-603.
59. Lacotte-Thierry L, Guilhot F. Interfëron e hëmatologia. Rev Med Interne 2002; 23: 481-488.
1.1. Druker BJ, Tamura S, Buchdunger E, *et al.* Effects of a selective inhibitor of the Abl tyrosine kinase on the growth of Bcr-Abl positive cells. *Nat Med* 1996; 2: 561-6.
61. M.Tulliez. Um novo tratamento para a leucemia mieloide crónica: l'imatinib (glivec*). Revue frangaise des laboratoires ; dëcembre 2003 ; n°358.
62. Bardin C, Tafzi N, Decleves X, Huet E, Chast F. Pharmacokinetics of tyrosine kinase inhibitors in chronic myeloid leukemia. Rev Francoph Lab 2007; 395: 31-35.
63. Peng B, Hayes M, Resta D, Racine-Poon A, Drucker BJ, Talpaz M, et al. Farmacocinética e farmacodinâmica do imatinib num ensaio de fase I com doentes com leucemia mieloide crónica. J Clin Oncol 2004; 22: 935-942.
64. Labussiere H, Hayette S, Tigaud I, Michallet M, Nicolini FE. O tratamento da leucemia mieloide crónica em 2007. Bull Cancer 2007; 94: 863-869.
65. Jean-Claude Chomela,* Biologia molecular da leucemia mieloide Chronique / REVUE FRANCOPHONE DES LABORATOIRES - MAI 2017 -
1.1. Shah NP, Cortes JE, Schiffer CA, *et al.* Seguimento de cinco anos de pacientes com leucemia mieloide crónica de fase crónica resistente ou intolerante ao imatinib (CML-CP) que recebem dasatinib. *J Clin Oncol* 2011; 29(Suppl. 1): abstract 6512.
67. Kantarjian H, Shah NP, Hochhaus A, *et al.* Dasatinib *versus* imatinib na leucemia mieloide crónica de fase crónica recentemente diagnosticada. *N Engl J Med* 2010; 362: 2260-70.
68. Buxeraud J, Skrzypek A. Sprycel® - dasatinib. Act pharm 2008; 471.
69. Inovações terapêuticas fora do ATU. Dispensa de dossier. Act pharm hospitalieres 2007; 12.
70. Rosti G. A phase II study of nilotinib administered to imatinib resistant and intolerant patients with chronic myelogenous leukemia in chronic phase, ASCO Annual meeting (2007) abstract 7007.
71. Saglio G, Kim DW, Issaragrisil S, *et al.* Nilotinib *versus* imatinib para leucemia mieloide crónica recentemente diagnosticada. *N Engl J Med* 2010; 362: 2251-9.
72. Alattar M, Kantarjian H, Jabbour E, *et al.* Significado clínico da resposta citogenética completa (CCyR) e da resposta molecular major (MMR) obtidas com diferentes modalidades de tratamento utilizadas como terapia de primeira linha na fase crónica (CP) da leucemia mieloide crónica (LMC) [resumo]. *Blood* 2011; 118: abstract 745 (ASH Annual Meeting Abstracts).
73. Simonsson B, Gedde-Dahl T, Markevarn B, *et al.* A combinação de IFN-alfa2b peguilado com imatinib aumenta as taxas de resposta molecular em doentes com leucemia mieloide crónica de risco baixo ou intermédio. *Sangue* 2011; 118: 3228-35.
74. Mealing S, Barcena L, Hawkins N, *et al.* A eficácia relativa do imatinib, dasatinib e nilotinib para a leucemia mieloide crónica recentemente diagnosticada: uma revisão sistemática e uma meta-análise em rede. *Exp Hematol Oncol* 2013; 2: 5.
75. Hughes T, Deininger M, Hochhaus A, *et al.* Monitorização de doentes com LMC que respondem ao tratamento com inibidores da tirosina quinase: revisão e recomendações para a harmonização da metodologia atual de deteção de transcrições BCR-ABL e mutações do

domínio da quinase e para a expressão dos resultados. *Sangue* 2006; 108: 28-37.
76. Baccarani M, Pileri S, Steegmann JL, *et al.* Leucemia mieloide crónica: orientações de prática clínica da ESMO para o diagnóstico, tratamento e acompanhamento. *Ann Oncol* 2012; 23: vii72-7.
77. Baccarani M, Cortes J, Pane F, *et al.* Chronic myeloid leukemia: an update of concepts and management recommendations of European LeukemiaNet. *J Clin Oncol* 2009; 27: 6041 51.
78. EL MOUHDI GHIZLAN, OS ASPECTOS CÍNICOS E CITOGENÉTICOS DA LEUCEMIA MILÓIDE CRÓNICA, Estes питёго 186/15, 2015.
79. Maynadiё M., Le Guyader-Peyrou S., Delafosse P., Mounier M., Collignon A., Troussard X., Monnereau A. Leucemia mieloide crónica. Revue: Estimation nationale de l'incidencedes cancers en France entre 1980 et 2012 (Etude a partir des registres des cancers du reseau Francim - Partie 2 - I E'mo|pitliies malignes), 2013, vol. 2, p.68-71.
80. A.Benabdeljelil .un visage de LMC au Maroc. These en mëdecine a la facu№ de rabat 1980 n°38.
81. Kantarjian HM, Talpaz M, Cortes J, et al. Monitorização quantitativa da reação em cadeia da polimerase do bcr-abl durante a terapêutica com mesilato de imatinib (STI 571) na fase crónica da leucemia mielogénica crónica. Cancro clínico
Reseach 2003;9:160-6.
82. Merx K, Muller MC, Kreil S, et al. Os níveis iniciais de transcrição do ARNm prevêem a resposta citogenética em doentes com LMC em fase crónica tratados com imatinib após falha do interferão alfa. Leukemia 2002;16:1579-83.
83. S. Menif ,, S. Zarrouki , R. Jeddi , N. ben Alaya , Z. BelHadj Ali , H. Ben Abid ,
Quantitative detection of bcr-abl transcripts in chronic myeloid leukemia, Laboratoire d'liematologie moleculaire et cellulaire, institut Pasteur de Tunis, Tunis, Tunísia , Service d'liematologie, hopital Aziza-Othmana, Tunis, Tunísia , Service d'hematologie, hopital Farhat-Hached-Sousse, Tunis, Tunísia
Serviço de hematologia, hopital Hadi-Chacker Sfax, Tunis, Tunísia
Recebido em 22 de dezembro de 2006; aceite em 14 de dezembro de 2007 Disponível online em 2 de abril de 2008
84. Iacobucci I, Saglio G, Rosti G, et al. A obtenção de uma resposta molecular importante na altura de uma resposta citogenética completa prevê uma melhor duração da CCR em doentes com leucemia mieloide crónica tratados com imatinib. Clin cancer Research 2006.

APÊNDICE

APÊNDICE I. Vias de sinalização celular. A proteína Bcr-Abl ativa diferentes vias de sinalização

vias de sinalização. Por uma questão de simplicidade, são aqui apresentadas as principais. No entanto, um grande número de

identificados como sendo direta ou indiretamente fosforilados pela atividade cinase da Bcr-Abl.

fosforiladas pela atividade cinase do Bcr-Abl.

Proteína Bcr-Abl

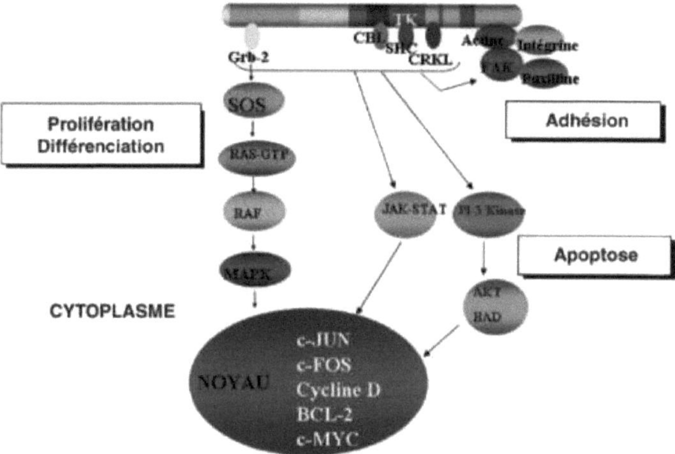

APÊNDICE II: Plano de tratamento prático para um novo caso de leucemia mieloide crónica (LMC) diagnosticada na fase crónica.
ITK: inibidor da tirosina quinase; CCyR: resposta citogenética completa.

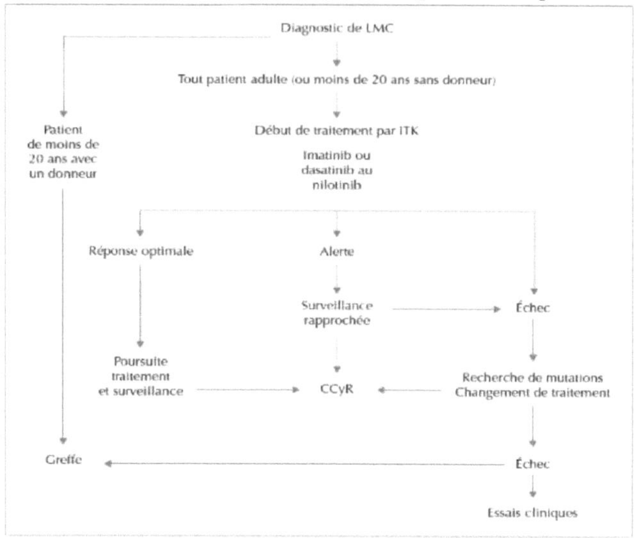

ANEXO III Critérios de resposta ao tratamento e procedimentos de controlo

Resposta hematológica completa (CHR)	Resposta citogenética (RCy)	Resposta molecular (RM)
-Plaquetas <450 Giga/l - Leucócitos <1 OGiga/l - Sem mieloma -Basófilos < 5 -Sem esplenomegalia	Completa (RCyC) Ph+ 0% Parcial (RCyP) Ph+ 1-35% Menor (RCym) Ph+ 3665 Mínimo Ph+ 66-95 Nenhum Ph+ >95 Major = completo+parcial (RCyM)	Rácio BCR-ABL/genes de controlo -Resposta maior <0,10% (El) - Remissão molecular profunda: > RM4 <0,01% (El) > RM4.5<0.0032% (El) > Indetetável: não é possível detetar o gene BCR-ABL.
Acompanhamento: -No momento do diagnóstico -De 15 em 15 dias até à obtenção do RHC -De seguida, de 3 em 3 meses	Acompanhamento: - No momento do diagnóstico, aos 3 e 6 e aos 2 meses até ao RCyC -Após 12 meses, se uma MMR - Se houver sinais de alerta, repetir todos os testes mensalmente - Se a doença falhar ou progredir, deve ser efectuada a citogenética, a PCR e a análise mutacional.	Acompanhamento: -De 3 em 3 meses até à vacina tríplice viral -Depois, de 3 a 6 meses
Análise mutacional: é recomendada apenas se a doença progredir, se o tratamento falhar ou se houver sinais de entretenimento.		

ANEXO IV:

Ficha de informação para o diagnóstico e acompanhamento da LMC

1) **Identificação :**

Apelido, nome próprio: Idade: Endereço Tel:

2) **Circunstâncias da descoberta:** } Incidental: } PMS

} Trombose Astenia } Hemorragia Hiperleucocitose } Antecedentes: Pessoais: Familiares: } Outros :

3) **Investigações clínicas e biológicas para fins de diagnóstico:** ☒ Exame clínico: } Sinais gerais } Dor óssea } PMS

} Hemorragia } Outros: ☒ Hemograma: } WBC :

} Hb : } Plaquetas : ☒ Esfregaço de sangue : } PNN : Blastos : } Mielimia:

Eosinófilos: } Basófilos: ☒ MO: Feito Não Feito Se sim: Blastos : % ☒ Cariótipo: Feito Não Feito ☒ Biologia molecular: Feito Não Feito } BCR/Abl: + - IF + Rácio: % ☒ Ácido úrico: (se feito).

4) **Data de diagnóstico**: Classificação prognóstica: Sockol :

5) **Controlo pré-terapêutico**: Hepático Glicémia Renal

DDT :

Hidreia. Dose: Imatinib Tempo entre a dgc e o início da TRT: Dose :

7) **Controlo da TRT :**

Resposta hematológica completa (CHR)	3 MESES	SIM			
		NÃO		Dose	
	6 MESES	SIM			
		NÃO			

☒ Avaliação molecular :

☒ **6 meses :**

Sim: BCR/Abel : → ☐ <0,1% ☐ ≥1%

Não: _ Aumento das doses de imatinib

: _ Trocar por um ITK de segunda geração :

- **12 mois :** Oui Non Si oui BCR/Abl :<0,1% ☐ ≥1% ☐
- **18 mois :** Oui Non Si oui BCR/Abl :<0,1% ☐ ≥1% ☐
- **24 mois :** Oui Non Si oui BCR/Abl :<0,1% ☐ ≥1% ☐

8) **Avaliação citogenética (cariótipo) :** Efectuada Não Efectuada

9) **Avaliação terapêutica:** } Insucesso: tempo desde o início da TRT: } Recaída: tempo desde a remissão: _ Hematológica. _ Molecular } Sobrevivência global: (dgc-morte) para doentes falecidos:- data da morte: OU -data da última notícia: } Sobrevivência livre de progressão (dgc-recaída):-Data da recaída: (PES/EFS)

10) **Tolerância à TRT :** ☒ Complicações clínicas

☒ Biologicamente: } Neutropenia: } Anemia: } Trombocitopenia: } Provas de função hepática: AST: ALT: ℽGT: Bilirrubina: PAL:

} Glicose no sangue :

11) **Doentes em tratamento com TKI de 2ª geração:** agudização: Sim Não TRT: se agudização :

APÊNDICE V: Princípio da RT-Q-PCR

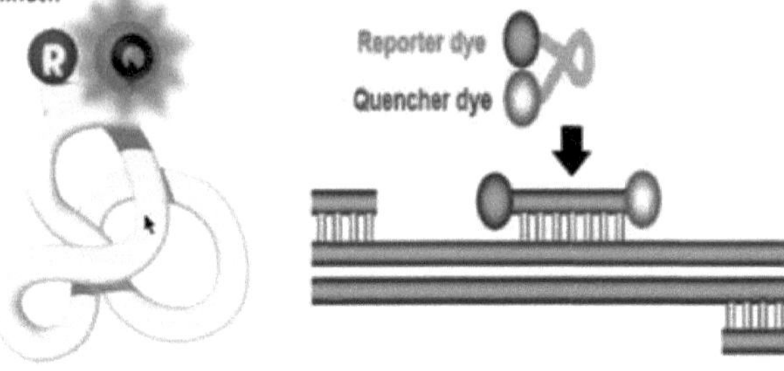

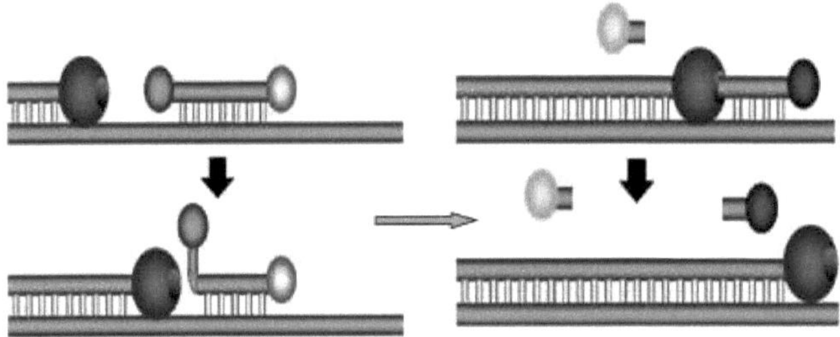

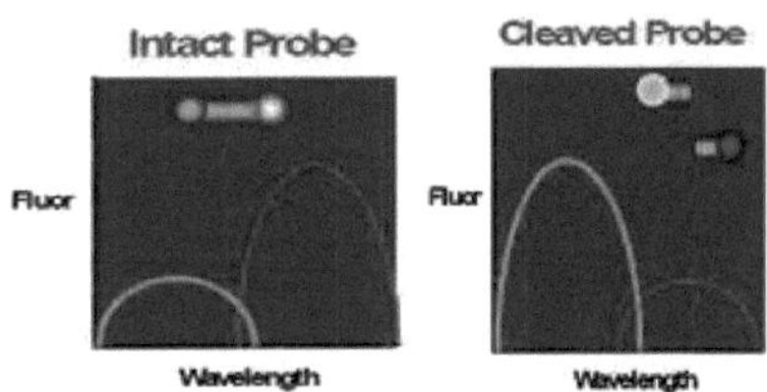

Currículo

A monitorização molecular dos níveis de transcrição de BCR-ABL por PCR quantitativa é cada vez mais utilizada para avaliar a resposta dos doentes ao tratamento. Isto tornou-se de particular interesse na era do imatinib, quando a doença residual fica abaixo do limiar de deteção da citogenética convencional. O principal objetivo do nosso trabalho é estudar a revolução da LMC através da quantificação do transcrito molecular BCR/ABL durante a fase terapêutica. Trata-se de um estudo retrospetivo e descritivo de 30 doentes seguidos no serviço de hematologia do CHU de Tizi Ouzou, na unidade de consulta.

O seguimento molecular foi efectuado durante um período médio de 24 meses (3-34) após o início do tratamento. 66,6% dos doentes apresentavam esplenomegalia como sinal clínico predominante.

Mais de metade da população estudada (56,6%) apresentava um rácio BCR:Abl de 50 a 100% no momento do diagnóstico. De acordo com a classificação prognóstica de Sokal, encontrámos um predomínio de baixo risco. O seguimento molecular mostrou que 70% dos doentes tiveram MMR com imatinib 400 mg e 20% dos doentes que falharam o imatinib 400 e 600 mg foram substituídos por um TKI de segunda geração (nilotinib) com MMR de 100%. A quantificação do rácio BCR/Abl mostrou que 96% dos doentes que tomaram imatinib 400 mg ficaram curados. Em conclusão, a otimização do tratamento, o seu ajustamento e a utilização dos vários TKI disponíveis requerem a monitorização biomolecular das transmissões BCR/Abl a partir do diagnóstico, a fim de avaliar a doença residual.

Palavras-chave: LMC, TKI, Imatinib, monitorização molecular, transcrição BCR/ABL.

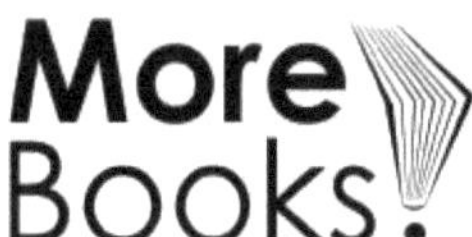

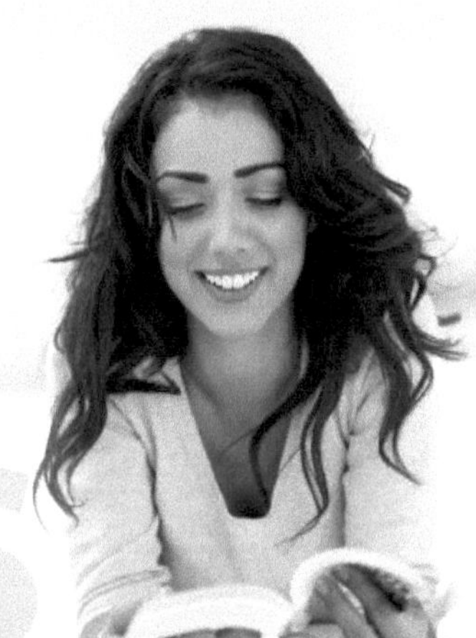

yes

I want morebooks!

Buy your books fast and straightforward online - at one of world's fastest growing online book stores! Environmentally sound due to Print-on-Demand technologies.

Buy your books online at
www.morebooks.shop

Compre os seus livros mais rápido e diretamente na internet, em uma das livrarias on-line com o maior crescimento no mundo! Produção que protege o meio ambiente através das tecnologias de impressão sob demanda.

Compre os seus livros on-line em
www.morebooks.shop

info@omniscriptum.com
www.omniscriptum.com

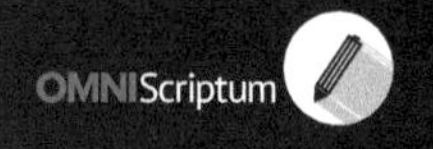

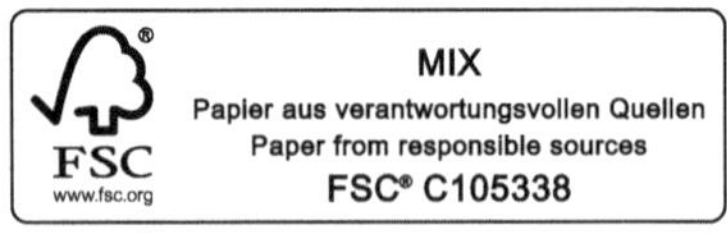

Printed by Books on Demand GmbH, Norderstedt / Germany